薬を使わない薬剤師の

断薬セラピー

薬をやめれば、病気は治る

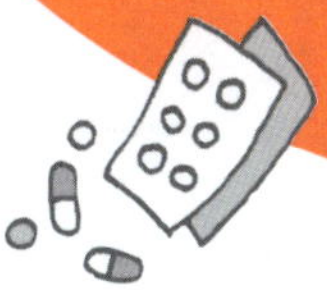

宇多川久美子
Udagawa Kumiko

WAVE出版

薬を使わない薬剤師の

断薬セラピー

薬をやめれば、
病気は治る

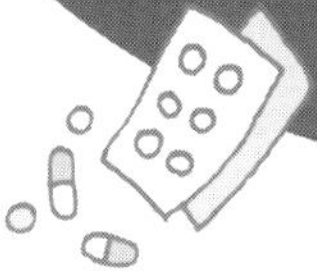

宇多川久美子
Udagawa Kumiko

WAVE出版

プロローグ

まさか私が「断薬」の本を書く日がくるとは思いもしませんでした。薬剤師という仕事は天職と思っていましたし、それで多くの人のお役に立てていると信じていました。

私自身、薬が大好きでした。薬とのつきあいはとても長く、それは中学生の頃から始まりました。ひどい頭痛に悩まされるようになり、薬を常用し始めたのです。

家には富山の置き薬の箱があり、子どもの頃はそこに入っていた青と緑のパッケージを開け、カプセルに入った痛み止めを飲んでいました。薬屋さんはこの薬の減りが早いので、2個、3個と、たくさん置いていくようになりました。

大学生になると、自分で「バファリン」や「イブ」といった鎮痛剤を選んで飲むようになりました。自分で薬を飲むようになったこともあり、その数はだんだんと増えていきました。学校の友人に「そんなに飲んで大丈夫?」と心配されるほどの数を、毎日毎日飲んでいたのです。しかし、薬を飲んでいても頭痛の消える気配はありませんでした。

就職して調剤薬局で働くようになると、目の前の棚にいくらでも薬があります。好きな薬を処方してもらって飲むことができるのです！　これは本当に嬉しかった。でもその頃になると、身体の痛みはひどくなり、頭痛薬の常用からくる潰瘍が胃にできたこともあり、量もどんどん増えていきました。一日17錠。今から考えると恐ろしいことですが、当時はそれが当たり前のことでした。

しかし、薬剤師として働き続ける中で、ある疑問が湧いてきたのです。なぜ病気は治らないのだろうかと。特に慢性疾患の患者さんは、定期的に薬をもらいに薬局を訪れます。それは言い換えれば「薬を飲んでも治らない」ということです。もし、薬が病気を治すものなら病院や薬局に通い続ける必要などないからです。

もちろん、急性の病気や怪我、先天性の病気など、薬がその効果を発揮するものもあります。しかし慢性疾患の場合はまったく様子が違うのです。

薬を一生飲み続ける
薬を変えて飲み続ける
増薬する

これが、慢性疾患の方たちの多くがたどる道でした。

薬を渡すときには「こんなに飲んだらいつも眠いだろうな」「この薬は副作用が強いけれど大丈夫かな」などといった考えが頭をよぎるようになりました。しかし、薬剤師というのはお医者さんが決めた処方通りの薬を、患者さんに渡さなければなりません。薬の副作用を熟知している私は、「いつもありがとう」と言ってくれる患者さんたちに、薬を出し続けることがだんだんと心苦しくなっていったのです。なぜならきちんと薬を飲んでいる方々が快方に向かっているようにはとても見えなかったからです。

私の中で「薬が病気の原因なのではないか」という思いは、その頃からどんどん強くなっていきました。

そのような中で、私はその後の指針となった一つの言葉に出合いました。それは厚生労働省のホームページにあった「1に運動、2に食事、しっかり禁煙、最後にクスリ」という言葉です。これを見たときに、「薬は最後なんだ!」という、今となっては当たり前のことに気付かされました。それからは、生活習慣病の患者さんにお薬を渡す機会に、運動をすることや食事に気をつけることなどをお話しするようになりました。そしてその活動を広めるべく、私は薬剤師をやめる決意をしたのです。

皆さんに、「お薬は最後」というお話をしていながらも、当時私はまだ薬を飲んでいたことを告白せねばなりません。整形外科の先生に「頸椎がずれているので痛みがなくなることはない。一生薬を飲むことで症状を抑えていくしか方法はない」と言われたことから、「自分は例外」と思い込んでいたのです。今考えると本当におかしなことです。

皆さんに薬をやめることの大切さを伝えるために、私はがむしゃらに学びました。それはアメリカでの栄養学の勉強から、ウォーキングの講師となるためのトレーニングまで広範囲に及びました。自分の生活もがらりと変わりました。歩き方や姿勢が変わり、主食は大好きだったパスタやパンを減らし、白米を玄米に替えました。自分でも身体が変わっていくのが感じられました。

ある日、苦手だった着物を着なければならない機会がありました。猫背の私は着物だと身体が圧迫されたように感じられて、とても苦しいのです。しかし、その日はなぜか違いました。腰が痛いとか、つらいとかいう感覚がまったくなかったので「今日の着付けの人は上手だなあ」と思っていたのです。周りから「着慣れてるのね」「凛としてキレイよ」とお褒めの言葉をいただいたときに、はっと気付いたのです。「ああ、自分は変わったんだ」と。猫背のままではどんなに着付けがうまくても、美しく着ることはできません。インナーマッスルを鍛えたおかげで、着物もいつの間にか着こなせるように身体が変化していたのです。

気がつけば、その時の私の薬の数は「0錠」。頸椎のずれが原因だから薬は手放せないと思っていたのに、いつの間にかなくても平気な身体に変わっていたのです。もちろん頸椎はずれたままだと思います。しかし、それを支えるインナーマッスルのおかげで、こりも痛みもすっかり消えていました。

また毎年苦しんでいた花粉症も、出なくなっていました。花粉症も免疫不全、生活習慣病の一つです。健康的な生活ができているなら、そんなにひどくはならないのです。

この本は、「薬は必要のないものである」「薬があなたの健康を害している」という事実をお伝えすることで、皆さんが「断薬」を実行する際のサポートとなるように執筆しました。なぜなら、このような本があれば、私自身、もっと早く断薬ができたのではないかと思うからです。

講演会などで私が受ける質問の多くが、「私は○○病なのですが、どうやったら薬をやめられますか?」というものです。できることなら、ひとりひとりのお話を聞き、過去の投薬データ、ご自身の検査値などを見ながら、相談に乗ることができればいいのですが、なかなかそのようなことはできません。病気や体質がそれぞれであるように、薬への反応もそれぞれ。もともと必要なかった薬を飲まされていた方であれば、ぱっとやめても問題ないこともありますが、実際に何らかの疾患を薬の力で抑えている方であれば、断薬には危険が伴います。

同じ理由から、「病気別の断薬方法」のようなものは存在しません。病気も体質も人それぞれ。その人にあったやり方があり、また本人が「断薬できる」と感じてからでなければ、実行するのは難しいからです。

ですから、この本を読んで「じゃあやめよう！」と、その場ですぐに薬を捨ててしまうのは危険です。これから繰り返しお話ししていきますが、断薬は生活習慣の改善とセットでなくてはならないからです。そのために、第2章～4章の章末において、生活習慣病の予防に効果的なエクササイズを掲載しています。あわせてご活用ください。

10年、20年かけて築いた「薬を飲む」という習慣を、一瞬にして変えることはできません。この本を読んで「血圧が下がる」といったような効果はありません（それでは薬を飲むのと同じです）。しかし、血圧とはどういうもので、どのような基準で高血圧と判断され、それがご自身にしっくりくるものなのか、そうではないのか、ということをお伝えすることはできます。そのことがこれからの生活を変え、断薬へとつながる道となります。

生活習慣を変えれば、薬はやめられます。本書にはそうすべき理由が盛り込まれています。ぜひ断薬の際の友として、そばに置いていただければと思います。

２０１５年４月

宇多川久美子

薬を使わない薬剤師の断薬セラピー／目次

第1章　薬をやめれば、病気は治り、健康になる

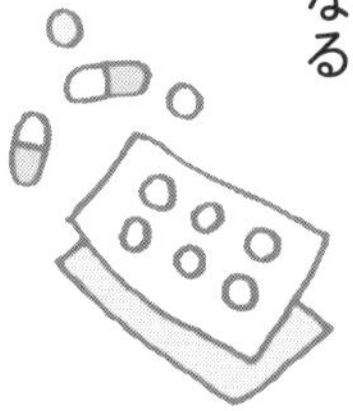

第2章 生活習慣病・慢性疾患に薬はいらない

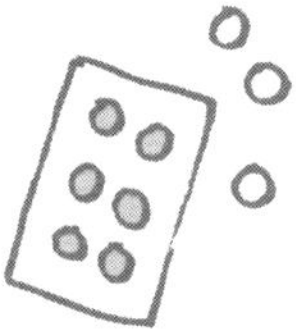

私は薬をやめました

第3章 がんは生活習慣病

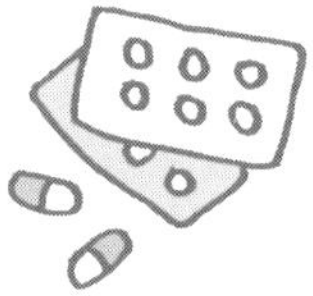

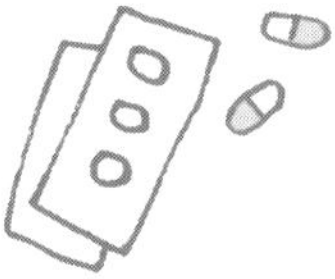

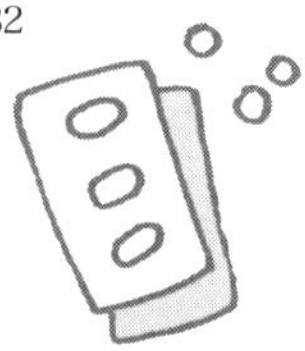

＊本文中の氏名・年齢・状況などは、プライバシー保護のため変更しています。

執筆・編集協力　黒坂真由子
装幀・本文イラスト　江口修平
校正　鷗来堂
DTP　NOAH

第1章 薬をやめれば、病気は治り、健康になる

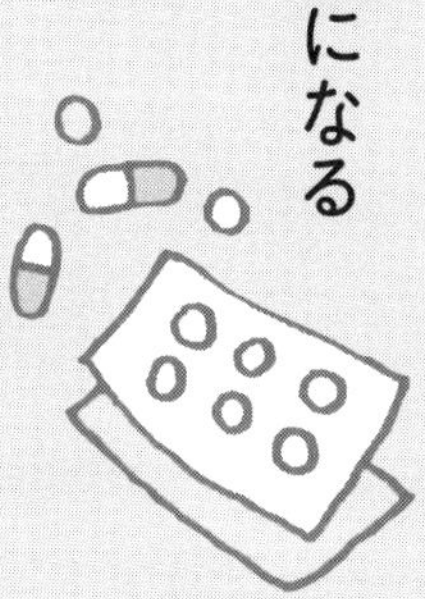

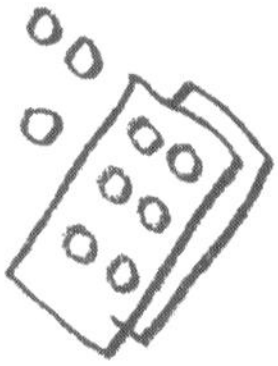

あなたは薬にだまされている

薬に対して、皆さんとてもよいイメージを持っているようです。病気になったら、とにかく薬を飲んでおけばなんとかなる。まずは薬を手に入れよう。何か調子のよくないことがあると病院やドラッグストアに急いで出かけて行きます。

私が「薬をやめましょう」と言っても、なかなか受け入れてもらえない理由の一つは、このように薬のイメージがとてもよいから。敵ではなく、味方。黒ではなくて白。身体にとっていいものだと信じているから、薬をやめるのが難しいのです。これは、今この本を手にとっているあなただけではなく、社会全体が持っているイメージです。

その点、たばこは違います。「禁煙しましょう！」と言えば、誰もが賛成してくれます。

愛煙家であっても「たばこは身体に悪い（でもやめられない）」という気持ちですから、「身体に悪い」という部分では、共通認識があるのです。

薬に関してはそうはいきません。多くの方が「味方」「よいもの」「ありがたい」などのプラスの感情を持っています。ですから、そもそもやめようなんて思わない。でも、この本を手にとってくださったのは、薬に対して疑問を持たれたからですよね。ですからここでは、薬の本当の姿をしっかりとお伝えしていきたいと思います。

薬に裏切られないためにも

私自身、薬のいい部分ばかりを信じてきたので、とてもよくわかります。ですから長年薬剤師として働く中で、薬の負の面をしみじみ感じ、薬剤師をやめることを決意するまでは、とても迷いました。

そうですね、喩《たと》えて言うなら「信じていた人の本当の姿が見えてしまった……」といった感じでしょうか。多くの方にとって、残念ながら薬とはそんな存在なのです。

「信じていたのに裏切られた」ということにならないためにも、よい面、悪い面、しっかり見極める力をつけていきましょう。

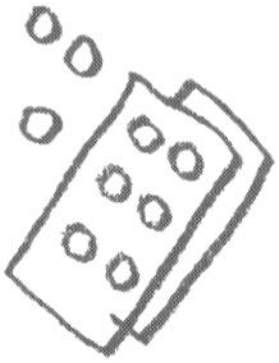

薬は病気を治せない

薬は病気を「治す」ものだと思われていますが、実は違います。薬の役割は「抑える」こと。身の回りの薬を思い出してみてください。多くの薬は抑える用途を持っています。例えば痛み止め。頭が痛い、お腹が痛い、腰が痛い。痛み止めはこれらの「痛み」という症状を緩和してくれます。ただ、頭痛そのものを治してくれるわけではないので、痛み止めが切れると、また痛みを感じるようになります。「でも、飲んだら頭痛が治りました」とおっしゃるかもしれませんが、痛みの元は痛み止めでは消えません。消えたように思えるだけなのです。

薬を飲んで鼻水がとまったり、熱が下がったりしますが、これもそれらの症状を「抑えて」いるだけ。風邪はウイルスによって引き起こされますが、残念ながらウイルスを殺してくれる薬はありません。**「風邪に効く薬はない」と言われるのはそのためです。**

皆さんよく「抗生剤（抗生物質）がウイルスを殺してくれるんでしょ」と言うのですが、これは細菌による肺炎などの２次感染を予防しているだけなのです。

抗生剤とは何か

微生物には、細菌とウイルスがあります。抗生剤は細菌にだけ効き、ウイルスには効き目がありません。細菌が原因となっているものには、肺炎球菌感染症や破傷風などがあります。これらには抗生剤が効きます。一方、風邪やインフルエンザはウイルスが原因です。タミフルなど「増殖を抑える」薬はありますが、ウイルスそのものを殺す薬はまだありません。

風邪のときに出される抗生剤は、肺炎などを予防するために飲んでいるのであって、風邪そのものを治しているわけではないのです。医療費の高いアメリカでは、風邪で抗生剤が処方されることはありません。**日本は医療費が安いので余分な薬にも皆さん寛容ですが、不必要な薬代を払っていることに変わりありません。**

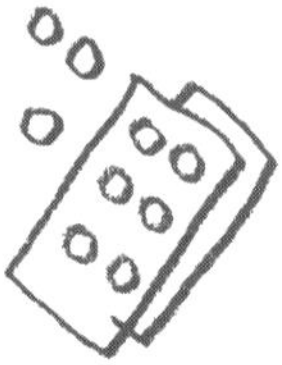

飲んでも治らない慢性疾患

慢性疾患に薬はいりません。薬が効く病気と効かない病気があるのです。

何から何まで「病気」とひとくくりにされていますが、病気は大きく3つに分けられます。「先天的」「急性」「慢性」というくくりです。何か病気にかかったときには、まずその病気がこのうちのどれにあたるかを考えるといいと思います。

先天的な病気の場合は特に、薬で命が助かったり、重症化をストップできたりすることがあります。急性の病気の場合も同じです。脳梗塞などの血栓による血管の詰まりをすぐに解消したり、急な発作を抑えたりするときに、薬はおおいに力を発揮します。つまり急に起きた症状を「抑える」作用がものを言うわけです。

しかし、慢性の病気の場合は、マイナス面ばかりが目立ちます。**しばしば「一生のおつ**

きあい」といわれる薬がありますが、これはすなわち「飲んでも治らない」ということです。数年に亘《わた》って同じ薬を飲み続けている方は、一考の余地があると思います。

やめられない慢性疾患薬

私がやめましょうと言っているのは、慢性の病気の薬です。そのほとんどが生活習慣病なので、これらの病気は生活習慣を変えない限り、薬を飲み続けてもよくなることはありません。「生活習慣病」といわれるのはそのためです。薬を飲めばとりあえず現在の症状が「軽くなったように感じられる（抑えられる）」ために、生活を変えずに服薬を続け、薬が手放せなくなってしまう方が多いのです。

慢性疾患に関しては第2章で詳しくご説明しますが、ここではなぜ薬がやめられなくなるのかを詳しくご説明していきます。

残念なことに、身体はどんどん薬に慣れてしまいます。つまり耐性ができてしまうのです。それには大きく分けて2つの側面があります。一つは「身体が怠ける」ことを覚える。もう一つは「身体が賢くなる」ということです。この相反するような2つの身体の反応を見ていきたいと思います。

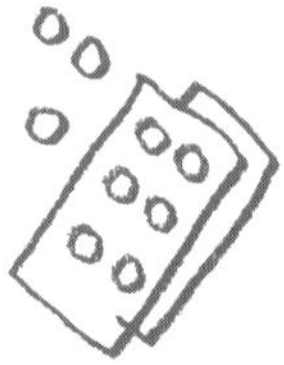

薬の「サイン」で身体が怠ける

「身体が怠ける」。薬が送るサインにより、**身体が判断を間違うということです。**

例えば目薬。「ちょっとドライアイかな」と思って使い続けると、目は涙の分泌を控えるようになります。「外からこれだけ補給されるんだから、自分でも涙を出したらつくり過ぎになる」と判断するわけです。というわけで、自力ではどんどん涙をつくらなくなるため、目薬は欠かせなくなります。こうなると本当のドライアイになってしまいます。

便秘薬も同じです。腸の蠕動《ぜんどう》運動が不十分だと便秘になりますが、それで安易に薬を飲み始めるのは考えものです。薬による外からの刺激で蠕動運動がなされるようになると、身体は「自分も蠕動運動したら、しすぎだな」と判断。ますます腸は自力では動かなくなってしまいます。そして便秘薬が手放せないことに……。

身体は外からのサインに反応するようにできている

薬だけでなく、母乳も同じです。赤ちゃんが飲んでいる間は、身体は母乳をつくってくれます。そして飲まなくなったとたんに、つくるのをやめてしまいます。小学生になってもあげているお母さんもいますが、それは「吸う」という刺激によって、身体が「母乳をつくらなきゃ」と反応するからです。母乳が出る理由にはホルモンだけではなく、外からの刺激もあるのです。身体は外からの「必要」「必要じゃない」というサインにきちんと反応し、必要そうならばつくる（動かす）、そうでなさそうならつくらない（運動しない）などのように反応しているのです。

薬を飲むということは、身体に「あるサイン」を出すということ。慢性的に間違ったサインを出し続けると、身体はそれに応じて反応します。「涙はつくらなくても外から補給される」「腸は動かさなくても動かしてくれる」といったように。薬を飲むときには、自分の身体に間違ったサインを与えていないかどうか、考える必要がありそうです。

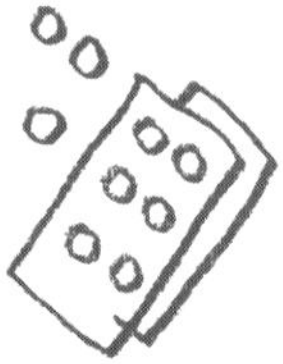

飲めば飲むほど量が増える

「痛み止めが効かなくなって、最近は2錠飲んでるよ」という話、聞きませんか？　今考えると恐ろしいことですが、私も頭痛に悩まされていた頃は痛み止めがどんどん増えていったものです。お医者さんに薬が効かないと訴えると、「じゃあ量を増やしましょう」「では別の薬に変えておきます」という話になります。なぜこのようなことが起こるのでしょうか。それを知るために、あまり聞き慣れない「酵素」のお話をさせてください。

酵素が薬を解毒する

ご飯を食べても、それがそのままエネルギーになるわけではありません。身体の中で「酵素」が、ご飯を「ブドウ糖」というエネルギー源に変えてくれます。具体的にはアミラーゼという消化酵素で、炭水化物（糖質）をちょきちょきと切って、ブドウ糖に化学分解してくれるのです。Aのものを Bに変えるには、身体は必ず酵素を必要とします。

身体に入った異物を分解する役割も酵素が担います。これを「解毒」といいます。薬は身体にとって異物ですから、酵素がせっせと分解してくれます。お薬を一日1回飲まなくてはならないのは、このためです。**酵素が解毒して、薬が効かなくなってしまうからです。**1個飲んだらずっと効いてくれる薬があればいいのですが、酵素が働いている限りはそうはいかないわけです。

私たちの身体はとても賢いので、解毒の方法を学びます。同じ薬をずっと飲み続けていると、身体は「この薬の解毒の仕方知ってる！」となり、簡単に分解されて効かなくなってしまうのです。ですから、**それを量でカバーしようとして、1錠から2錠、2錠から3錠とだんだんと量が増えてしまうわけです。**

新しい薬が効くように感じられるのは、身体がまだその解毒の仕方を知らないから。「これは解毒したことがないな。どうやるのかな？」と身体が考えている分、時間がかかるわけです。解毒のペースが遅くなる分だけ、体内に薬がとどまることになります。でもそれも長くは続きません。**身体は新しい薬の解毒の仕方を覚えてしまうからです。**

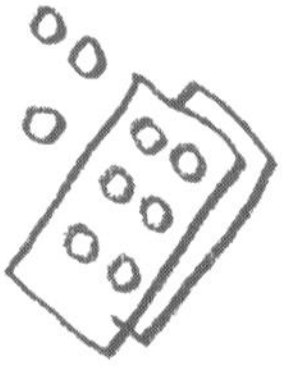

体温と免疫力が低下する

薬を飲むと体温と免疫力が下がります。これには酵素が大きく関係しています。
免疫に大きく関係する酵素が、なぜあまり話題にならないのかというと、酵素は皆が自分の中に持っているからです。食事など外から摂取しなければならないものは、話題になりますが（薬もそうですね）、酵素は自分の身体が、黙っていてもつくってくれるものなので「無駄にしてはいけない」とは思われていませんでした。

しかし、そうも言っていられなくなってしまいました。**近年、「酵素の量が決まっている」ということがわかってきたからです。**「酵素ドリンク」が流行《はや》りだした背景には、そのようなことがあるかもしれません。しかし一般的な「酵素ドリンク」は野菜や果物を原料として長時間熟成された発酵飲料のことで、厳密には「酵素」ではありません。

酵素の無駄遣いに注意

私たちは、添加物、加工品などいろいろな物を摂取しています。そしてそれらも酵素が分解しなくてはなりません。高度に加工された食品の分解には、多くの酵素が必要です。薬などは、その代表です。薬は石油から化学合成してつくられますが、その過程で、薬品、熱、そして圧力を加えて加工されます。「加工」という工程は自然界には存在しないので、このような物質の分解には大量の酵素が必要となります。**薬を日常的に飲むということは、大量の酵素を知らないうちに消費していることになるのです。**

薬の解毒に酵素を回してばかりいると、本来必要な部分への酵素の供給がおろそかになってしまいます。そうすると、代謝は確実に落ちていきます。代謝が悪くなるということは、血流が悪くなるということです。そうなると、体温がぐっと下がります。薬剤師として働いていた頃、慢性疾患の患者さんから「冷えがつらい」というお話をたくさん聞きました。それは酵素を中心とした身体のメカニズムだったのです。

体温が1度下がると免疫機能は13～30％も低下するといわれています。免疫力がダウンすれば、より重大な疾患を招くことにつながります。

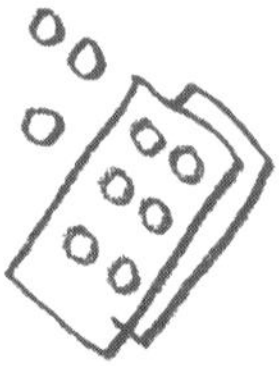

薬には常に副作用がある

薬には常に副作用があります。薬はその部分だけに効くわけではないからです。

薬は胃で分解され、小腸で吸収され血管を通して、身体全体を巡ります。胃痛のために飲んだ薬も、血流に乗って、頭からつま先まで、まんべんなく巡っていきます。よく「胃薬で眠くなる」という方がいますが、そのことを考えてみても胃薬が胃だけに作用しているのではないことがわかると思います。

それなら塗り薬や貼り薬など、外用薬であれば大丈夫かというと、そうはいきません。これらの薬も皮膚を通じて血管に浸透し全身を巡ります。もし、「薬が効いた」と思うなら、同じような作用が身体全体に起こっているということです。つまり健康な器官に対しても、薬は同じように作用しているわけです。

漢方に副作用がないと思っておられる方も多いのですが、残念ながら副作用はあります。「小柴胡湯《しょうさいことう》」という肝臓の働きを助ける漢方には、間質性肺炎などの重篤な副作用を起こす危険性が指摘されています。

「よく効くけど副作用のない薬」はない

「これは効くけど副作用はないから出しとくね」とお医者さんに言われることはありませんか。**そんな夢のような薬はありません。**

例えば「副作用がなく安全」と言われた薬の一つに「サリドマイド」があります。これは「副作用のない睡眠薬」というふれこみだったために、大勢の妊婦に処方されました。そしてその副作用で、障害のある子がたくさん生まれたのは、皆さんご存じの通りです。

眠気や発疹などのように、わかりやすい副作用がすぐに出るというのは、ある意味いいことです。もうその薬を服用しない、と決めることができるからです。

10年、20年たって「発がん性がある」などとわかる場合もあるのです。

「じゃあ何を飲んだらいいんですか！」と言われるのですが、だから何も飲まなければいいのです。飲まなければ、薬の副作用は決して起こらないのですから。

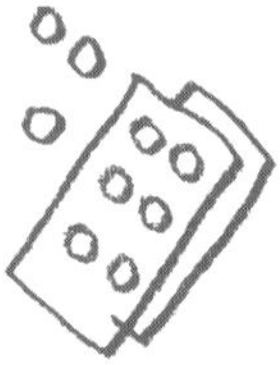

お年寄りほど副作用は出やすい

「この薬はいつも飲んでいるから大丈夫」。私もそんなふうに思って、痛い目にあったことがあります。

その頃の私はまだ「薬大好き」でしたので、出産後風邪を引いたときには、いつも飲んでいる抗生剤を服用しました。そして突然、蕁麻疹《じんましん》が身体中に。外だけでなく喉の内側にもできてとにかく息ができない。あやうく窒息しかけるところでした。

今までまったく問題なく飲んでいた薬だったのですが、出産後で体調やホルモンのバランスが変わっていたのか、突然身体に合わなくなってしまったのです。ホルモンバランスの変化は自分ではわからないもの。気をつけるということもありませんでした。

弱っているかどうか、自分でもわからない

薬だけでなく食べ物でも同じです。知り合いに「鯖《さば》が好きなんだけど、蕁麻疹が出るときがあって」という人がいます。体調がいいときには食べられるけれど、弱っているとだめだそうです。

体調だと少しはわかりやすいのですが、元気だと思っていても副作用が出ることがあります。それは、肝臓自体が弱っている場合です。肝臓は解毒をする臓器ですから、弱っているときは解毒のための酵素をうまく出すことができなくなるのです。

また、腎臓の不調で副作用が出ることもあります。腎臓は排泄機能を担っているので、ここで滞ると毒素が体外に出ていかなくなるからです。一日で排泄されれば問題ない物質も、長い間身体の中にとどまると、悪影響を及ぼします。きちんと排泄できる「流れる身体」を持つことは、とても大切なことなのです。

歳をとると、肝臓や腎臓の機能がだんだんと弱っていきます。ですから**お年寄りほど、薬の副作用が出やすい**のですが、残念なことにたくさん薬を飲んでいるのも、同じ年代の方々なのです。

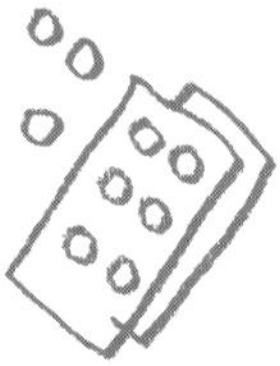

新薬投与は人体実験

「新しい薬を出そうか？」とお医者さんに言われると、「私のためにありがたい」と喜んでしまう人が多いようですが、**新薬投与とはつまり人体実験です。**

長い期間体内にとり続けたときにどうなるかわからない。もちろん臨床試験（治験）は経ていますが、本当の意味で、現場で使われるのは初めてなわけです。

飲み合わせがわからない

「添付文書」と呼ばれる薬の説明書を見ると、「禁忌」という欄があるのに気付きます。ここには、どの薬とあわせて飲むと、死亡したり、重篤な症状を引き起こしたりするかが載っています。こういった副作用は治験の段階でわかったものもありますが、それがすべてではありません。実際に現場で使い始めて、「この薬と一緒に飲んだら、だめだった」ということがわかってくることも多いのです。

薬の種類は1万8000種にものぼるといわれています。その組み合わせは無限大。**つまり相互作用も無限大というわけです。**そしてその人の感受性、肝臓の具合、体調などによっても、薬の作用は変化します。

新薬の場合は特に、どんな人が飲むとだめなのか、どんな薬とあわせて飲むとだめなのか、まだ何もわかっていないのです。

薬局に勤めていると、そういった「おふれ」がよく回ってきます。「ああ、この薬で死亡が7例も出たんだ」「へえ、水虫薬との併用がだめなのか！」など。製薬会社側が思いもよらない組み合わせで患者さんは薬を使っているんだなと、よく感じたものです。

新薬の本当の怖さがわかるのは、数十年後。**つまり新薬ではなくなったときです。**それくらい時間がたたないと、その薬が大丈夫かどうかは判定できないのです。

新薬の話が出たら疑いこそすれ、ありがたがる必要はまったくありません。

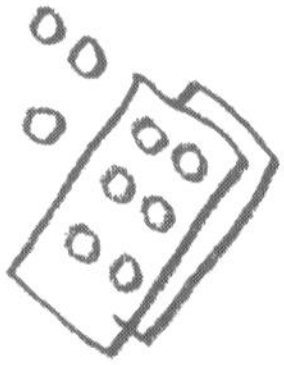

医師は薬のことを知らない

皆さんには、「お医者様の言うことは絶対」という意識がどこかにあるようです。でも、**医師は薬のことをあまり知りません。**

現在の医療というのはチームで成り立ち、薬の知識という部分では、医師ではなく薬剤師が担当しています（でも薬剤師様なんて言われたことはありませんが……）。

ベテランの医師においては、経験値がありますから、どんな薬がどのように効くのか、何と併用したらまずいのかなど、とても詳しいのは事実です。経験という意味において医師の右に出るものはいません。ただ、医師になった時点では、ほぼ何も知らないといってもいいでしょう。**医学部では主に「病気」のことを勉強するので、薬のことはほとんど学びません。**医師となった後に、製薬会社の勉強会などで主な知識を得ているのです。製薬会社の勉強会ですから、そこで得られる知識は「この薬がどんなに効くか」ということが中心です。専門の学会も勉強の場ですが、そのスポンサーも製薬会社です。ですからそれが本当に役に立っているのかどうかは不明です。

また「診療ガイドライン」というものがあります。これは特定の病気について、必要な診断や治療の方法を具体的に示した基準です。医師の判断を助けたり、医療の質の向上や医療費の効率的使用に役立つとされています。1990年に日本医師会と厚生省（当時）による『高血圧診療のてびき』が出され、1999年には厚生省（当時）の医療技術評価推進検討会が47の疾患について診療ガイドラインの必要性を報告して大きな流れになりました。

ガイドラインに使用薬として載れば、それこそ製薬会社は御の字。大抵のお医者さんが、特に新米医師であればなおさら、参照して使ってくれるからです。ですから製薬会社はガイドラインに載せたくて、あれやこれやと手を尽くすわけです。

残念なことですが、新米医師とベテラン薬剤師のチームであっても、薬の決定権はお医者様にあります。薬剤師は「ちょっと量が多くないですか？」といった意見を言えるだけなのです。

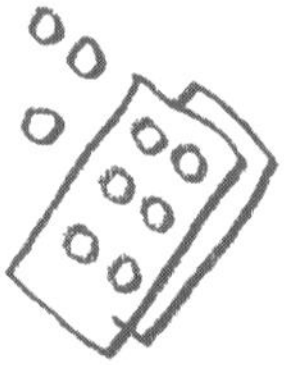

出される薬は皆同じ！

整形外科を受診された患者さんに「あれ？　風邪のときに飲んだのと同じなんだけど」と言われたことがあります。**風邪でも中耳炎でも怪我でも出される薬は皆同じです。**例えば痛み止めは「消炎鎮痛剤」と呼ばれるもので、これは熱が出たときの解熱剤と同じです。怪我のときに化膿をしないために飲む抗生剤は、風邪のときにも出されています（21ページ）。

皆さん、病院で出される薬は「オーダーメイド」と思っているようですが、**各人にぴったりと合うオーダーメイドではありません。**先ほどお話ししたように、お医者さんはあまり薬に詳しくありませんから、だいたい同じ薬を出します。

ですから、薬剤師は風邪の季節にはあらかじめ「薬セット」を山ほど用意しておきます。

内科の処方も、耳鼻科の処方も、整形外科の処方も同じですからね。そこに、歯科で抜歯した人が来ても大丈夫。同じ薬で済んでしまうのです！

市販薬と変わらない？

それなら市販薬とあまり変わらないように思えますね。市販薬は1錠の中にいろいろな成分を入れているので、要らない成分を「抜く」ことができません。例えば市販の風邪薬は「熱、咳、くしゃみ、鼻水、鼻づまり、喉の痛み」などあらゆる症状をターゲットにしていますが、病院の薬なら「咳が出てないから咳止めはなし」といったように抜くことができます。無用なものを飲まないということにおいては意味があるかもしれません。

「抗生剤」をやめると「耐性菌」が増える

薬は自分の命に関わるものなのに、飲み方を知らない方が多いようです。例えば抗生剤は出された分量を飲まずにやめてしまうと、今の菌より強い「耐性菌」ができてしまいます。逆に痛み止めなどを延々と飲み続けても「予防」の効果はありません。飲み続けているから痛みが出ないわけではないのです。

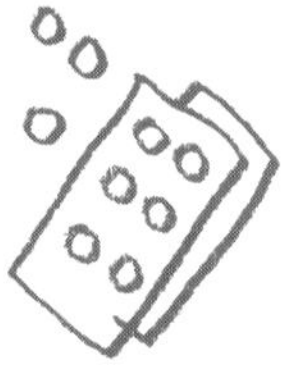

薬は病院からの「お土産」!?

こんなに皆さんが薬を飲んでいるのは、病院でたくさん処方されるからです。「たくさん薬を出せば儲かるからだろう」と病院側を悪役にしたてるのは簡単なのですが、それだけではないはずです。確かに薬をたくさん出せば儲かるのは事実ですが、患者さんにも、「薬が欲しくて来ている」という現状があるからです。

親切な先生はなんでも出してくれる

薬剤師として薬局で働いていた頃、薬をお渡しするときに患者さんとお話していて感じたのは「いい先生」と言われる先生は、結構な量の薬を処方しているということ。「たくさんお薬くれるし」という言葉もかなり耳にしました。

「今日は、吐き気止めが追加されていますね」と言うと、「先生親切だから、旅行の酔い止めまで出してくれて」とか。湿布が大量に出ているのでちょっと聞いてみると、「孫がサッカーしていてね、あげると喜ぶのよ〜。お正月に遊びに来るから」なんてことも！

病院で出していいのはあくまで「治療薬」で、万が一のための予防薬は3割負担では処方できません。予防薬であれば、本来なら自費診療で10割負担。もちろん孫のためになど論外です……。「万が一」の薬は使われず破棄されることも多いですし、それはすなわち私たちの保険料が簡単にゴミ箱に捨てられているということなのです。

こういったことを目にすると、まずは支払いを10割負担にし、払い戻す制度にした方がいいのではないかと思ってしまいます。

無用な薬は飲まないに限る

薬はどうもお土産感覚になっているようです。大病院で長時間待ったあげくに「様子を見ましょう」と言われたら、「なんのために来たんだ！」と怒る方も多いのです。一方、どっさり薬が出たら「行ったかいがあった」と思われるはず。無用な薬は飲まないにこしたことはありませんが、「薬はお土産」の感覚がある限りは難しそうです。

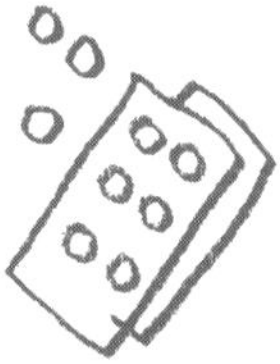

健康な食生活も薬で台無し

食生活に気をつけている人は、近年とても増えています。**しかし、いい食事をしていても薬を飲んだら台無しです。**

特に赤ちゃんや小さい子どもの食事に気を配っているお母さんでも、平気で薬はあげてしまいます。薬だけは例外、もしくは薬に含まれている成分なら安心と思っているのでしょうか。

駄菓子屋のお菓子よりも

小さいときに、チョコやジュースをあげないお母さんでも、「シロップの風邪薬」を平気で飲ませます。シロップ剤には「果糖ブドウ糖液糖」というジュースにも使われている甘味料が含まれています。

また子どもが飲みやすいように甘くしたシロップ剤は簡単に腐るので、防腐剤を入れます。そして見た目がいいように「赤色○号」などで色をつけるのです。着色されたお菓子をいやがるお母さん、薬にもたっぷり使われていますよ！　シロップだけでなく、錠剤も同じです。糖衣錠などは、字を見てわかる通り砂糖でコーティングされているのです。甘い物を普段制限されている子が「薬大好き」になるのもわかります。

抗生剤漬けの肉をいやがり、お取り寄せをしているご家庭もありますが、そこまでして避けた抗生剤を、薬で現物摂取しているのには、大きな違和感を覚えます。**動物用の抗生剤などありません。人間の薬も家畜が摂取しているものと同じなのです。**

赤ちゃんに化学式の薬を与えて大丈夫？

「うちの子は薬を飲まない」といって困っているお母さんがいますが、それは子どもとしてとても正しい反応です。薬は身体にとって異物ですから、吐き出すというのは本能的な行動だと思います。ましてや生まれたばかりの子が、化学式でつくられたものをごくごく飲むというのは、見ていても怖いくらいです。

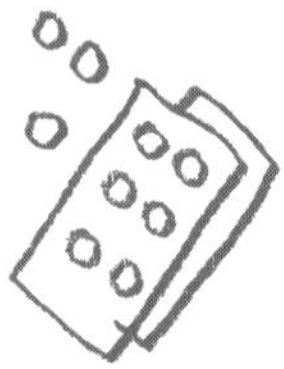

サプリメントは薬と同じ

先日こんなことがありました。薬をやめたという方が「もうサプリしか飲んでいませんよ」と言うのです。

化学合成してつくられたものなら、**サプリメントも身体にとって異物であることは変わりありません。**異物であれば、先ほど薬の解毒でお話しした作用が（26ページ）、身体の中で起きていることは間違いありません。そうなると、「酵素が使われ、体温が下がり、免疫力が下がる」という流れが身体の中でできてしまいます。

健康のためにお金を払って手に入れたサプリで、免疫力が下がってしまってはなんのためのサプリなのかわかりません。

「○○１００個分のビタミン」「○○の１００倍のパワー」などと聞くと、そんなものを身体に入れたらかえって危険なのではないかと思うのですが……。どうしてもサプリメントを購入するときは、自然の恵みからつくられた天然由来成分のものを選んでくださいね。

丸のまま食べよう

サプリメントは、特定の成分だけを抽出してつくられた加工品です。

私は、**栄養をとるのであれば、自然のものを丸のまま食べるのがよいと感じています。**魚であれば丸ごと1匹。野菜も葉っぱから根っこまで。お米も玄米がいいでしょう。丸ごと食べることで、私たちは身体に必要な栄養を過不足なくとることができるのです。

まだ知られていないけれど、人体に必要とされる栄養はたくさんあるはずです。それなのに、中途半端な知識のまま「ビタミンだけ」「食物繊維だけ」などと偏って摂取するのは、果たして本当に身体にいいことなのでしょうか。自然界にある食材をなるべくそのまま食べることで、こういった偏りを減らし、十分な栄養をとることができるのです。

サプリメントを買うお金で、旬のものを買ってみる。いつもよりちょっといい果物を買ってみる。それくらいの贅沢をゆるして、食事を楽しむことができれば、おのずと薬いらず、サプリいらずの生活になるのではないでしょうか。

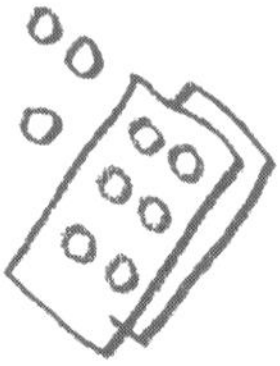

サプリメントに臨床試験はない

一般に使われる「サプリメント」という言葉は英語のsupplement（補足や追加を意味する言葉）に由来します。しかし、サプリメントについての国内外共通の定義や分類はありません。日本の法律ではサプリメントは食品に分類されています。医薬品の場合は認可には厳しい審査をクリアしなければなりません。一方、健康食品の一種であるサプリメントは食品扱いですので厳しい審査がありません。サプリメントには、錠剤やカプセルなど、まるで医薬品のような形状のものもありますが、日本の健康食品は、保健機能食品を除き、申請や登録を行う必要はありません。取り扱いも厚生労働省ではなく消費者庁です。つまり、サプリメントに臨床試験は必要ないということ。**安全性は確認されていないのです。**

最近ではインターネットの普及によって、海外のサプリメントも個人輸入も簡単にできるようになりました。規制の緩いサプリメントを個人輸入し服用したことで、死亡したり、重篤な副作用を起こしたりという例はたくさんあります。日本で未承認の成分がまぎれこんでいたりという例もあります。

プラセボ効果が強い

サプリメントは医薬品ではありませんから、効果・効能を表記することは禁止されています。また、薬ほど効きが強いわけではありません。それなのに「すごく効く」というのには訳があります。**効き目の多くは「プラセボ効果」**。プラセボとは偽の薬のことです。新薬の臨床試験を行う際に、新薬と見た目や味をそっくりにした「プラセボ」がつくられます。もちろん偽の薬なので効果はありません。しかし「新薬です」と言って渡され、使用した人の中の一定数が「効いた」と答えるのです。この偽薬が実際に効いてしまうことを、プラセボ効果と呼んでいます。

つまり、ご自身が効いていると思い込む気持ちがそうさせているのです。それ自体は悪いことではありませんが、その強い気持ちを、健康的な食事への信頼感に向けた方がずっといいのにと思います。

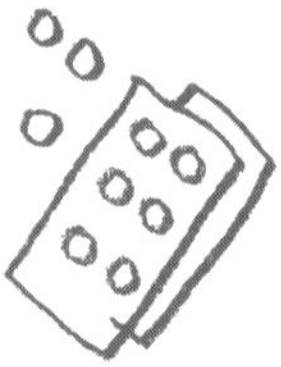

ワクチンは打たなくてもよい

「薬をやめました」という方にお会いしたときに、よく聞く質問があります。「インフルエンザワクチンは打ちましたか？」。多くの方が「はい、打ちましたよ」と答えます。

ワクチンは薬より危険です。ワクチンというのは、「力を弱めたウイルスを接種することで、そのウイルスに対する抗体をあらかじめつくる」という仕組み。ワクチンを接種して軽いインフルエンザになってしまう人もいます。これではなんのためのワクチンかわかりません。

会社では福利厚生の一環として、「全員打ちましょう！」といって実施しているところもあります。証明書の提出を求められる会社もあるようです。打っている方々は「子どもにうつすといけないから」「同僚にうつしたら悪いから」と口々に言うのですが、「もし会社が『予防注射に1人当たり5000円計上したから、これで打っても打たなくてもいいよ』と現金をくれたら？」と聞くと、「え、なら打たない」という答えが。「うつしたらいけない」という正義感はそんなに強いものでもなさそうです。

「判定しろ」という圧力

発熱したらしたで、「インフルエンザか調べてこい」と言われます。でも「判定のために」病院に通うことで（しばしば初日にはインフルエンザウイルスが検出されずに、翌日も病院に出向くことになります）、ウイルスをひどく増殖させている人が多いのです。発病して一番つらいときに外出するのですから、当然です。そして、病院への道すがら、病院の待合室で、家でと、ウイルスを周りにまき散らすことになります。

せっかく判定してもらい、タミフルなどのインフルエンザ薬をもらっても、**この薬は「ウイルスの増殖を防ぐ」だけで、ウイルス自体は殺してくれません。**必死で病院に行ったのに、もらった薬がウイルスを殺してくれないなんて……。これなら家で寝ていた方がまし、と思いませんか。そうなのです。**インフルエンザの一番の対処法は「薬を飲まずに家で寝ていること」**。こんな当たり前のこと、誰も教えてくれませんでしたよね。

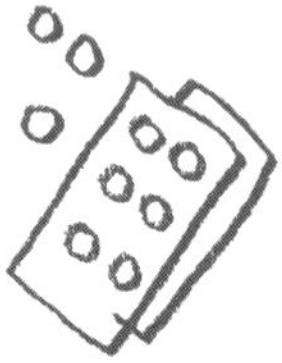

インフルエンザも自然治癒する

毎年大騒ぎをするインフルエンザですが、インフルエンザを特別視すること自体、おかしなことではないでしょうか。風邪もインフルエンザも自然治癒する感染症です。確かにインフルエンザは高熱が出て辛い状態になりますし、感染力も強いです。こじらせると重篤化することもあります。だからこそしっかりと免疫力を働かせるために安静が必要なのです。**世界では「健常者であれば、インフルエンザは自然治癒するウイルス感染症」という考え方が主流です。**薬も飲みません。ですから世界中のタミフルの７０％が日本にあるという話も聞くほどです。

3日で治るインフルエンザ

私も数年前の暮れ、インフルエンザになりましたが、3日寝ていたら治りました。とにかく水分だけを摂取し、何もせずにずっと寝ていました。食事もとらなかったのは、食べたくなかったからです。食べたくないということは、「エネルギーを消化ではなく回復に使って！」という身体の声だと感じました。高熱が出たときには「熱を出すことで私の免疫力が高まっている」「私の免疫がウイルスと闘ってくれている」とイメージをして過ごしました。インフルエンザのときに熱が出るのは、正しい身体の免疫反応なのです。

「タミフルを飲んで、仕事に穴をあけずに済んだ」という営業の方がいましたが、この方などは、客先でウイルスをまき散らしてきたことになります。でも、ご本人はタミフルがウイルスを殺したと信じているので、罪の意識もありません。

こういったことが日本全国で起きているから、インフルエンザは大流行するのだと思います。感染の拡大を防止するには、正しい知識が必要というのは、インフルエンザでも同じです。

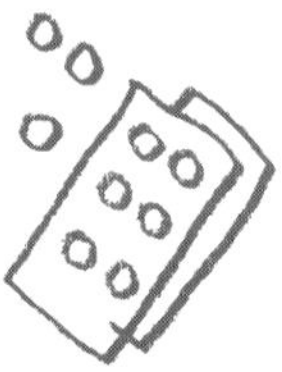

薬は「なくて大丈夫」

どの病気に関してもそうですが、薬を飲んだ自分と、飲まなかった自分を比べることはできません。インフルエンザワクチンであれば、「打ったときの自分」と「打たなかったときの自分」を比較することはできません。

例えば、血圧の薬を飲み続けて80歳まで生きたおじいさんには「薬のおかげで、血管切れずに長生きできたよね」という見方がされますが、もしかすると飲んでいなくても同じように生きられた可能性もあるのです。薬を飲まずに免疫力を維持することで、もっと長く生きられたかもしれません。

インフルエンザの予防も同じです。注射を打ってもインフルエンザになってしまった方がよく言うのが「だから軽く済んだ」ということです。「打ったことを後悔したくない」

という気持ちがそう言わせるのだと思いますが、本当に軽かったのでしょうか？　それは誰にもわからないはずです。その時に「注射を打たずにインフルエンザになった自分」との比較はできないからです。

薬が手に入らなくなったらどうする

薬を飲んだときと飲まないとき、予防注射をしたときとしないとき。自分は1人しかいないので、その状態を比べることはできません。周りの人は勝手なことも言うでしょう。ですから、薬を飲むか、飲まないかは、自分で決めてください。どういう選択をしてもその結果を引き受けるのは、結局自分なのですから。

そして、「今飲んでいる薬が手に入らなくなったら、どうするか」ということを、常に考えておきましょう。実際に災害などで薬が手に入らなくなることもありえます。薬がなくてもやっていけるのか。それはどのような方法なのか。このように考えることは、自分の身体をより深く知ることにもつながりますし、断薬への第一歩にもなります。**一番安心なのは薬が手元にあることではなくて、薬がなくても大丈夫なことなのです。**

薬をやめるための処方箋

患者	WAVE 太郎	宇多川久美子

処方

下記のことを知っておきましょう。

Rp.1：生活習慣病は薬では治せない
Rp.2：薬は飲んでいると効かなくなる。だから量が増える
Rp.3：薬を飲むと体温と免疫力が下がる
Rp.4：薬を飲むと体内の酵素が減る
Rp.5：薬には常に副作用がある。歳をとるほど副作用は出やすい
Rp.6：新薬投与は人体実験である
Rp.7：病気が違っても、出される薬は皆同じ
Rp.8：サプリメントも身体に悪い
Rp.9：インフルエンザワクチンは薬より危険

備考

第2章

生活習慣病・慢性疾患に薬はいらない

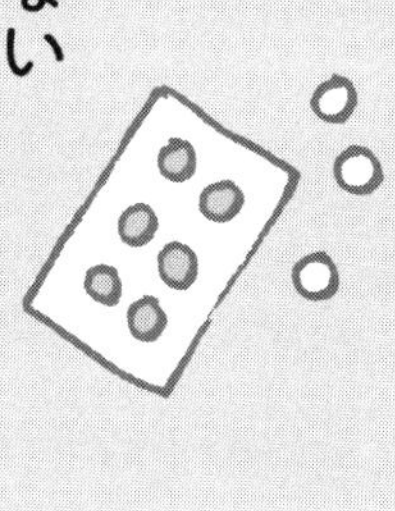

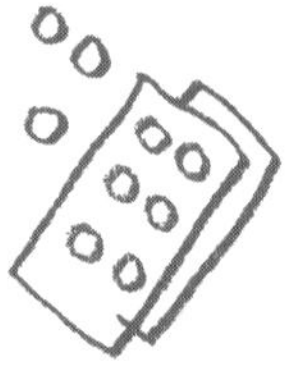

生活習慣病は薬では治らない

生活習慣病は薬では治りません。薬は効いているかもしれませんが、病気は治りません。

これはどういうことでしょうか。

生活習慣病とはその名の通り、生活習慣によって引き起こされた病気です。ですから、薬によって症状を「抑える」ことはできても、病気そのものを治すことはできません。生活習慣病を治すためには、生活そのものを変えるしかありません。そもそも、薬の作用は「抑える」ことですから、薬によって生活習慣病が完治することはないのです。

生活を変えたくないから薬を飲む

薬を飲んでいる方とお話をすると、ある一定数の方が、意識している、していないにかかわらず、今の生活を続けたいがために薬を飲んでいるということがわかります。

「肥満のために血圧が高い。心臓に悪い」と原因がわかっているのであれば、肥満を解消するために何ができるかを考えるしかありません。食事を変える、運動をするなど、薬を飲む前にできることはたくさんあります。

「忙しくてとてもそんなことはできない」という話もよく出てきます。でも、ライフスタイルを変えられないほど忙しい人など、そうそういるものではありません。そういう人に限って毎晩飲んで帰ったりしているのですから。

忙しくても健康な人は、時間や習慣を上手にコントロールしているものです。ある大企業の役員の方は、部下がエレベーターやエスカレーターを使っても、自分だけは階段を使っています。そうやって、日々の生活の中で運動の時間をつくり出しているのです。また、運動の時間がとれないからと、お酒をきっぱりやめた方もいます。

「そこまでして健康になりたくない」というお話もよく聞きます。そういう方は、生活を変えるために「ジムに通わなきゃ」などと考えていたりするものです。私は**「そこまでしなくていいですよ」**とお伝えしています。階段を上がる、一駅前で降りて歩く。健康に意識を向け、無理なく楽しく続けられることを見つけられればいいのです。

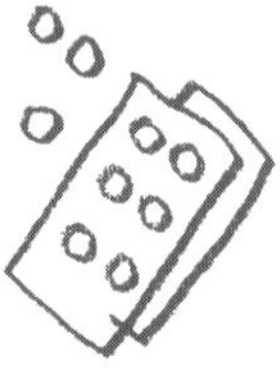

生活習慣病患者は大切なお客様

病院や製薬会社にとって、生活習慣病の方々は、大切な顧客です。というのは、処方される薬の9割は、がんも含めた生活習慣病の薬だからです（がんについては第3章）。製薬会社は、皆さんが日々服用する生活習慣病の薬で成り立っているわけです。

恵まれているから気がつかない

日本では基本的に子どもの医療費は無料ですし、大人は3割、さらに高齢になれば自己負担は少なくなります。ご自身が年間どのくらい医療費に使っているかを答えられない人も多いと思います。

さらに、「高額療養費」という制度によって、支払いの上限が決められています。

例えば、人工透析であれば実際には年におよそ500万円ほどの医療費がかかります。それが10年なら、5000万円。20年だったら1億です。透析をしている方でも、数千万円を使っているという意識のある方は少数派だと思います。

現在、寝たきりで長期間透析をしている人はたくさんいます。実際にそういう患者さんがたくさんいれば、病院も経営面の心配がなくなります。透析病院には医師免許がある人が1人いればいいという緩い条件もそれに拍車をかけています。

私が薬剤師をやめたのは

薬剤師をしていた頃、生活習慣病の方々にお薬を渡すときに「このお薬とは一生のおつきあいになりますよ」とお伝えしてきました。でも、だんだんとそのことが心苦しくなってきたのです。**もし、薬が病気を治すものであるなら、患者さんたちは一生飲み続ける必要などないからです。**病気を治せない薬を渡し続けていていいのか、という疑問は日増しに私の中で大きくなっていきました。そして、「慢性疾患においては、薬は単に症状を抑えるだけのもの」という確信を得て、私は薬剤師をやめ、皆さんに薬の本当の姿をお伝えする活動を始めたのです。

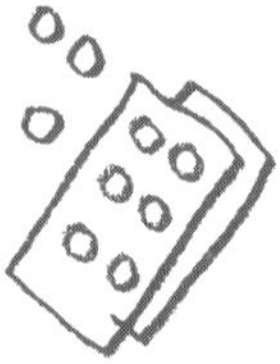

高コレステロール、高血圧、メタボ……曖昧な基準値

残念なことに、**多くの方が健康診断によって病気にさせられています。**健康診断を契機に服薬を始めているのです。

例えばコレステロール値。これは高くても低くても自覚症状はありません。ところが、健康診断で、「コレステロール値が高いから、薬を飲みましょう」と判定されると、血管が詰まっては大変だと、疑うことなく服薬を始めてしまいます。

健康診断には、血圧、コレステロール、空腹時血糖など、項目ごとに「基準値」があります。この基準値に収まれば「適正」、少しでもはみ出していると「要注意」に、さらに外れていれば「要治療」と判定されます。「要治療」となれば、投薬スタートです。

でも、**この基準値、ちょっと見ただけでも「?」と思う部分があります。**例えばメタボリックシンドロームを判定する「腹囲」。「男性85㎝以上、女性90㎝以上」の基準でばっさり切られてしまいます。男性なら20歳であれ60歳であれ同じ基準。身長が160㎝でも、180㎝でも同じ基準なのです。女性なら産前も産後も同じ基準……。この数値を決めている人は、産後にお腹を戻すのがどれだけ大変なのかご存じないのかもしれません。

基準値論争が起きている

一事が万事疑問の多い基準値。それぞれの学会が独自の基準値を出し、自分と違う基準値を出している学会を攻撃しています。マスコミにも取り上げられたのは「コレステロール論争」。2010年9月、「日本脂質栄養学会」が「コレステロール値は高いほど長生き」と、現在主流の「日本動脈硬化学会」が決めた基準値に真っ向から反対したことで話題となりました。そして2014年には、血圧の基準値が大きな注目を集めました。「日本高血圧学会」の130㎜Hgという基準値に対して、「日本人間ドック学会」が147㎜Hgという数字を出したからです。**このように決まってもいない基準値。**それに応じて薬を飲むなんて、なんだかばかばかしいと思いませんか？

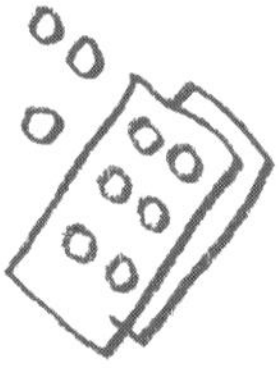

高血圧の薬はやめられる

高血圧の薬（降圧剤、血圧降下剤）は、多くの人がやめられます。そもそも飲み始めたきっかけはなんでしょうか？　やはり健康診断ですか。血圧をどのくらいまで下げるかという目標の数値を「降圧目標」といいますが、厚生労働省の基準では、「収縮期血圧（最高血圧）／拡張期血圧（最低血圧）」がそれぞれ、

若者・中年者　130／85㎜Hg未満
高齢者　140／90㎜Hg未満

となっています。「心臓がぎゅっと縮まり血液が押し出されるときの最も高い血圧が「収

縮期血圧（最高血圧）」、心臓が拡張したときの最も低い血圧が「拡張期血圧（最低血圧）」です。

そもそも、長い間、高血圧の基準値は、

年齢＋90mmHg

でした。ですから60歳であれば、150mmHg、80歳であれば170mmHgで問題なかったわけです。また、1987年の高血圧の基準は180mmHg。現在よりも50mmHgも高かったのです。

健康な高齢者が降圧剤で不健康に

現在の130mmHg～140mmHg未満という基準値は、昔の「年齢＋90mmHg」で考えれば40～50歳。ですから、**元気な高齢者は、中年者の基準に合わせるべく、降圧剤を飲まされることになります。**

血管はわかりやすくいうと、ゴムチューブのようなものです。若い頃はそれ自体に弾力性があるので、血圧が低くても血液は全身を巡ります。しかし、長いこと使用するとゴムチューブ自体の弾力性が落ちてしまうので、身体は「圧力をかけて」血液を全身に巡らせようとします。血圧という圧力が年齢とともに高くなっていくのはそのためです。

ですから、降圧剤を飲むことで、大勢の高齢者は血の巡りが悪くなります。薬を飲み始めたために「明らかに調子が悪い」「朝起きられない」「だるくなった」などの症状が出ていたら、降圧剤が自分に必要ないという身体のサインかもしれません。

「年齢＋90㎜Hg」に戻そう

そう考えると、私は「年齢＋90㎜Hg」という基準は正しかったと思います。それに130㎜Hgにしたために、脳出血、心筋梗塞や狭心症の患者数が大幅に低下したということはありません。基準値を下げて救急車の出動が減ったわけではないのです。

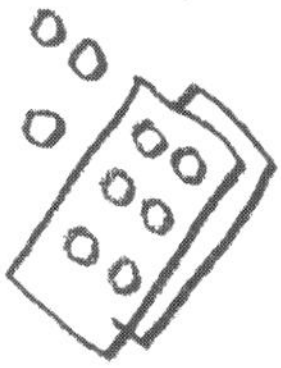

高血圧の治療で認知症の恐怖

降圧剤を長期に服用すると認知症のリスクが高まるらしい、ということがわかってきました。10年、20年と飲み続けている降圧剤の副作用を、他の薬や生活習慣といった条件を除いて証明することはできないものの、認知症と診断された方々の中には、降圧剤を飲んでいる人が多いのです。

キリンの血圧は高い

血圧の話をするときに、私はいつもキリンを思い出します。首の長いキリンの血圧は、上が平均２６０㎜Hg、下が１６０㎜Hg。頭の上まで血液を巡らせるためには、それだけの血圧が必要だということです。これは人間でも同じ。例えば１５６㎝の私と、１９０㎝

の人では、必要な血圧も違うのに、２人とも基準は１３０㎜Hg未満です。背の高い人は、身体に血を巡らせるために高い血圧が必要なはず。降圧剤で１３０～１４０㎜Hgレベルとしていると、頭まで血液が到達しなくなることも考えられます。慢性的に酸素と栄養が脳に十分届かない状態となれば、認知症の危険も増してしまいます。

血圧にも個性がある

血圧を本当に下げる必要があるのでしょうか。性別、年齢、身長、そして血管年齢（67ページ）。それらすべてが反映されて血圧は決まります。つまり「血圧にも個性がある」のです。健康に過ごせているのであれば高くたってかまわない。**１３０㎜Hg未満、１４０㎜Hg未満という基準に合わせる必要などありません。**このような「基準値」がつくられるのは、ここに産業が生まれるから。声の高さや身長は薬で変えられないので、どうこう言われることはありません。しかし、薬で血管を緩め、血圧を下げることはできます。ですからそのための薬がつくられ、それに合わせた基準値がつくられるわけです。そもそも、10年20年かかって上がった血圧を、一気に引き下げる方が恐ろしいとは思いませんか？

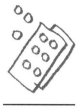

血管年齢が若返れば、高血圧は怖くない

年齢は残念ながら変えることはできませんが、**血管年齢なら変えられます。**

歳をとると、肌だけでなく血管のハリも失われ、血管という「ゴムチューブ」の弾力性も低下してしまいます。

よく、「降圧剤は一生のおつきあい」と言われますが、そうではない、というのは実感としてあります。血管というのは、3層の膜でできています。真ん中は平滑筋といわれる筋肉で、血管の伸縮性を保っています。加齢、ストレス、暴飲暴食などによって血管は劣化していきますが、平滑筋は筋肉ですから何歳になっても鍛えることができるのです。

では、どうしたら鍛えることができるのでしょうか。すごいテクニックはいりません。食事と運動に気を配る。それだけです。私自身、40歳の頃の血管年齢は恥ずかしながら59

歳でした。それが55歳で血管年齢26歳にまで変化したのです。

食事と運動で血管は若返る

59歳の血管を持った私と、26歳の血管を持つ私で何が違うのか。主に3つあります。

・立ち方、姿勢、歩き方を変える
・玄米、味噌汁、漬け物を毎日食べる
・薬を飲まない

運動をすると血管の筋肉まで鍛えることができます。筋肉があれば、基礎代謝が高くなり、熱を生み出してくれます。代謝がいいということは、身体のターンオーバー（細胞や組織が新しく再生すること）もよくなるということ。例えば肌のターンオーバーは28日といわれていますが、肌だけでなく血管も骨も筋肉も、常に新しい細胞に入れ替えられ、再生しているのです。内臓も同じです。例えば心臓が動くのは筋肉のおかげですから、ターンオーバーの大切さがわかります。この再生能力は体温が高い方がよいのです。ですから運動は欠かせません。

お米は、稲作と共に歩んできた私たち日本人の体質に合った主食。しかも玄米は、認知症予防効果も期待されるGABAやビタミンB群、鉄分、食物繊維など精米過程で失われてしまう栄養素が豊富です。わが家では玄米を水に漬け、さらに発芽玄米にしてからいただきます。発芽するということは、その玄米が生きている証拠です。

さらにたまに精米したときに出た米ぬかを再利用して、自家製のぬか漬けをつくっています。玄米とぬか漬けはよく噛むことにもつながります。

大豆タンパクがとれる、日本伝統の発酵食品である味噌汁も欠かせません。

日本の気候風土に合ったものを、なるべく自然な状態で感謝しながらいただくこと。これが私の食事の基本です。

そして薬をやめたこと。それまで常に服用していた頭痛薬をやめたことで、血の巡りは格段によくなりました。これらを通じて生活の質が変わったために、私の血管もそれに応じて若返ってくれたのだと思います。

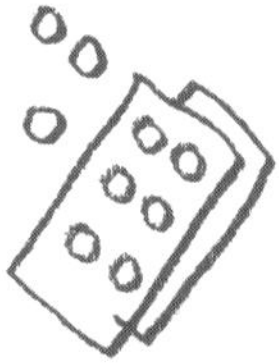

脂質異常症を測るコレステロール値は曖昧な基準

コレステロール値は一番曖昧な基準です。

高くても低くても自覚症状がないからです。ですから、大抵の方は健康診断でコレステロール値が高いと言われても、「え、そうだったんだ」という感じです。体調が悪いから気がつくわけではないのです。

でも、その際に「血管が詰まる」「血液ドロドロ」「脂質異常症」などと言われると、ひどく不安になります。コレステロール値は自分では測れませんし、体調として感じることもできないので、不安だからまじめに薬を飲んでしまうのです。

2007年4月に日本動脈硬化学会がガイドラインの改訂を行い、診断名を「高脂血症」から「脂質異常症」に変更しました。

脂質異常症は、現在は次のような基準で測られています。

ＬＤＬコレステロールが１４０㎎／dL以上「高ＬＤＬコレステロール血症」
ＨＤＬコレステロールが40㎎／dL未満「低ＨＤＬコレステロール血症」
中性脂肪が１５０㎎／dL以上「高トリグリセライド血症（高中性脂肪血症）」

現在では「総コレステロール値」はあくまでも参考値としての記載となり、診断基準から外されています。この「日本動脈硬化学会」の３つの数字が健康診断の結果などにも用いられるのですが、基準が増えたことでよりわかりにくくなっているように思えます。

薬の発売に合わせて下がった基準値

１９８０年代中盤までは、95％以上の人が、総コレステロール値２４０～２５０㎎／dL以下で健康だったという理由で、これを基準値としていました。

ところが、「メバロチン」というコレステロール値を下げる薬が発売されると同時に１９８７年日本動脈硬化学会により、総コレステロール値２２０㎎／dL、トリグリセライド値150㎎／dL、HDLコレステロール値40㎎／dLという基準値が提唱されたのです。

さらに1997年に日本動脈硬化学会より、LDLコレステロール値が重要であることも強調されました。そして2002年に、総コレステロール値220㎎／dLに相当するLDLコレステロール値として、140㎎／dLが追加されました。

総コレステロール値は1999年に240㎎／dLへの改定直前までいったものの、「220㎎／dLが普及しているので、数値を変更することで医療現場に混乱が起きる」という日本動脈硬化学会の改定反対派の主張が通り見送りとなりました。

2007年、「高脂血症の診断基準」を「脂質異常症の診断基準」とし、動脈硬化性疾患リスクの高い診断基準としてLDLコレステロール値140㎎／dLを採用し、総コレステロール値については、むしろ診断基準から外されたのです。

このように、コレステロールの基準値自体が、薬の発売や、学会の主張によって左右されているのです。

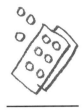

抗コレステロール薬の副作用は「がん」

多くの人が従来の基準にそって飲み始めた抗コレステロール薬ですが、長期に服用することで「がん」になるリスクが高まることがわかってきました。先ほどの降圧剤と同じように因果関係の証明は難しいのですが、無用な薬を長期間飲まされていれば免疫機能が破壊されることは間違いありません。それががんにつながってもなんら不思議ではありません。

妊娠・出産に不可欠なコレステロール

「低い方がいい」と思われているコレステロールですが、女性には大切な成分です。例えば排卵に必要な女性ホルモンのエストロゲンも、妊娠のために子宮内膜を厚くする機能をもつプロゲステロンも、コレステロールを原料とします。むやみに下げた方がいいというわけではないのです。

閉経後の女性がターゲット

女性は閉経後、エストロゲンの減少により、コレステロール値が自然と高くなります。しかし、心筋梗塞や脳梗塞の発症率は男性より低いのです。にもかかわらず、**総コレステロール値をみてみると、異常とされる基準値（220㎎／dL）を上回る人は60代では2人に1人となってしまいます**（平成22年国民健康・栄養調査）。

女性にとって、コレステロールは大切な要素です。だからこそ、その値が高くても病気の発症率は低いわけです。それをむやみに薬で下げてよいのかどうか、今一度考える必要があるのではないでしょうか。

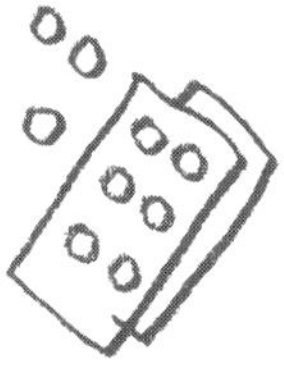

糖尿病の患者さんにブドウ糖を渡す不思議

健康診断で血糖値が高いと、すぐに指導が入ります。糖尿病の恐れがあるというのです。糖尿病とは、インシュリンという、ブドウ糖をエネルギーとして細胞内に取り込むためのホルモンが、膵臓からうまく分泌されなくなる病気です。そのため、血液中のブドウ糖濃度が高くなってしまいます。糖尿病は失明、下肢切断や透析などさまざまな影響を引き起こす可能性が高いので、注意が必要な病気です。

糖尿病の患者さんの中には、インシュリン注射を日常的に打っている方がいます。これは、自分の膵臓から分泌されるはずのインシュリンが足りないので食事をすると血糖値が急激に上がってしまうため、インシュリンを打って血糖値を下げるのです。

インシュリン注射で倒れる

しかし、**このインシュリン注射で、倒れる人がいます。**

一つは、低血糖になりすぎるからです。薬というのは残念ながら「うまい具合に調節」ができません。そのため、インシュリンを打つことで、必要以上に血糖値が下がり、低血糖で倒れてしまう人がいるのです。自分自身で分泌するインシュリンであれば、このようなことは決してありません。そのため、薬剤師は、「低血糖に気をつけてくださいね」と言って、ブドウ糖をお渡しするのです。血糖値の上昇を抑えるために、インシュリンを打っているのに、糖分を渡すなんて！　それ自体がおかしなことですよね。

二つ目には、なぜご自身がインシュリン注射を打っているのか、わかっていない方が多いのです。インシュリンで治療中の中村さんは「食事の前にインシュリンを打って、食べずにいたら倒れて」救急車で運ばれてしまったそうです。食事で上がった血糖値を下げるために打つのがインシュリンですから、打った後に食事をしないと、低血糖になってしまいます。インシュリンを「熱があるから解熱剤」というように考えていると、命を危険に曝《さら》すことにもなりかねません。

もしかしたら、医師や薬剤師の指導が足りないのかもしれませんが、ご自身も漫然と使うのではなく、薬の作用をしっかり理解していただきたいと思います。

現在の治療がベストという証拠はない

糖尿病の治療に関しては、現在次のような調査結果も出始めています。

・薬剤やインシュリンで無理に血糖値をコントロールすると死亡率が上がる
・持続的に高血糖であるよりも、血糖変動を繰り返す方が危険

現在の治療がベストという証拠は実はまだ出ていないのです。

実際に、**高い血糖値でも問題なく過ごせる体質の方もいます。**むしろインシュリンを打つことで、「その人にとっての低血糖」を起こす可能性もあるのです。人はさまざま。一つの基準値では測ることはできません。また、糖尿病の一番の原因はストレスともいわれています。インシュリンを打つことは正しくても、それがストレスとなりかえって糖尿病を悪化させるということもあるため注意が必要です。

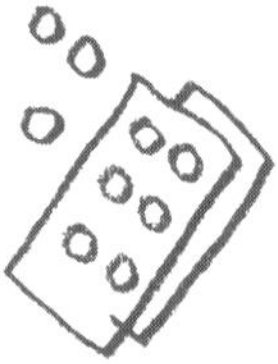

骨粗鬆症はつくられた病気

「骨粗鬆症《こつそしょうしょう》」という「病気」は、昔はありませんでした。20年ほど前に突然出てきた疾病です。

女性は閉経を迎えると、女性ホルモンのエストロゲンが減ることで、骨量の低下が起こります。ですから、多くの女性が年齢とともに骨密度が減るのは仕方のないことです。骨密度が低くなっていても直接的なダメージはないのですが、「転倒をしたときに骨折しやすくなる」という理由で多くの方に薬が処方されています。

吉田さんは骨粗鬆症の薬をもう2年も飲み続けているのですが、骨密度の変化はないといいます。でも、担当の先生が「薬を飲んでいるから低下していないんだよ」と言うので飲み続けているとのこと。**「薬を飲んでいるから悪くなっていない」という言い方は、骨**

粗鬆症の薬に限らず、医師の常套句です。このままでは、一生飲み続けることになります。
しかも骨粗鬆症の薬はかなり怖いものなのです。

副作用が骨折!?

「転倒したときの骨折を防ぐ」ために飲むはずの薬の副作用の欄に驚くようなことが書いてあります。骨粗鬆症の薬「フォサマック」の副作用の欄には「けいれん、しびれ」など「症状が出たら転んで骨折してしまいそう」というものだけでなく、「顎骨《がっこつ》壊死《えし》・顎骨骨髄炎《がっこつこつずいえん》」など飲むだけで骨が壊死したり、さらには「大腿骨転子下《だいたいこつてんしか》及び近位大腿骨骨幹部《きんいだいたいこつこっかんぶ》の非定型骨折」。なんと「骨折」と明記されているのです。

私は、薬を飲むことよりも、転倒しないことの方が大事だと思っています。骨密度を数パーセントアップしたところで、ひどい転び方をしたら結果は同じ。転倒を防ぐには、下半身とりわけふくらはぎの筋肉を鍛えることが重要です。大切なのは、骨密度を上げることだけでなく、日々の運動を通して転倒しない身体をつくることです。骨密度を上げるためには、身体に振動を与えることが大切です。負荷の少ない運動で何歳からでも鍛えることができます。

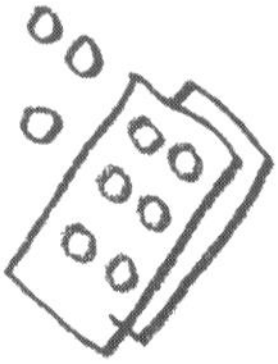

痛み止めは体温と免疫力を下げる

私も頭痛薬を常用していたので、痛み止めの薬はやめられないという方のお気持ちはとてもよくわかります。でも、**痛み止めは、体温そして免疫力を大幅に下げてしまいます。**

頭痛の多くは、血流が増えることで生じます。「ズキズキする」というのは、頭の中の血管がいつもよりも「ドックン、ドックン」と脈打っているから。それを解消するため、痛み止めは、血流を抑える働きをします。もちろん薬では頭だけの血流を抑えることはできませんから、身体中の血の巡りが悪くなってしまいます。ですから、血流が悪いために起きている生理痛の対処として痛み止めを飲むというのは、さらに身体を冷やし、痛みに拍車をかけることになるのです。そして体温が下がり、免疫力が下がる……というコースをたどることになります。

痛み止めの多くは、非ステロイド性抗炎症薬（NSAIDs《エヌセイズ》）です。NSAIDsには消炎作用、解熱作用、鎮痛作用があります。皆さんの周りにある「バファリン」「ロキソニン」「インドメタシン」など、飲むものも、塗るものも同じ種類の薬です。NSAIDsは胃腸障害を引き起こすことが多く、病院で胃薬とともに処方されるのはそのためです。そのため「バファリン」など胃で溶けないようにしているものもあります（プロドラッグと呼ばれます）。いずれにせよ、胃が弱い人は要注意ですし、潰瘍のある人は飲んではいけません。

痛み止めは手放せる

「この痛みが治まらないと何もできない」と考えている方は多いと思います。私も一時期、痛み止めの数が1錠から2錠、2錠から3錠へと増えるだけでなく、血行をよくするビタミン剤、こわばりをとる筋弛緩剤、そして胃を守るための胃腸薬を服用していました。しかし胃に潰瘍ができてしまい、それを治す薬を飲んだところ肋間《ろっかん》神経痛となり、その治療薬を飲むように。ひどいときには一日7種類、17錠。今なら、痛み止めを飲まなければ、それ以外の薬も飲む必要がなかったとわかりますが、当時は目の前の痛みを消すことに精一杯でした。なにしろ、薬が病気を治してくれると思っていましたから。

薬の量がだんだんと減っていったのは、ウォーキングを学び始めてから。「頸椎がずれている」と言われ、小学生の頃からのおつきあいだった頭痛が、姿勢や歩き方を変えることで、嘘のように消えてしまったのです。頸椎のずれ自体は、そのままかもしれません。しかしそれが原因で生じる頭痛は、もう起こらなくなりました。

免疫力の低下が他の症状を招いた

痛み止めを飲む、特に常用するということは、体温を下げ、免疫力を下げることになります。それが新たな症状を生み、そのための薬を飲むようになる。これではまるでドミノ倒しです。私たちにできることは、「自分と対話をする」こと。頭痛の原因は何か、どうしたら治せるか。病気は薬では治せません。**治せるのは、あなた自身の免疫力なのです。**

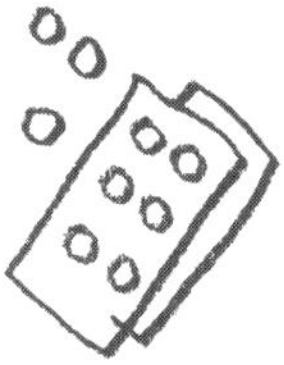

下痢も便秘も薬はいらない

まず覚えておいていただきたいのが、「外に出る症状は悪いことではない」ということです。ですから、**下痢のときに無理に薬でとめるのは禁物です。**なぜ下痢が起きているかを考えると、腸内に入ってしまったウイルスや細菌を体外にどんどん排出しようとしているからです。もちろん何度もトイレに行かないといけない、という状況はつらいものですが、水分をとって出し切ってしまうことが、一番なのです。

特に小さいお子さんの嘔吐下痢症などで病院に駆けつけるお母さんがいますが、できることなら、家でゆっくり寝かせておいた方がいいと思います。なぜなら子どもにとっても、下痢や嘔吐があるときに外出するのは大きなストレス。胃腸の障害は、ストレスもおおいに関係しているので、リラックスできる状態にしてあげる方が、治りは早いのです。

薬で腸が動かなくなる

便が腸内に溜まっているという状態はよろしくありません。**腸は免疫をつくる工場です。**その中に便が長らくとどまっていたのでは、免疫をつくる働きが妨げられてしまいます。近年「菌活」という言葉も出てきていますが、これは発酵食品やキノコなどを積極的にとることで、腸内の善玉菌を増やして、便秘を防ぐことが一つの目的です。

ではすぐに便秘を解消、とばかりに薬を飲むと、腸は自ら蠕動運動することをやめてしまいます（24ページ）。そうなると本当に自分では便を出せなくなってしまうのです。

腸を刺激するエクササイズ（106、108ページ）をする、お腹をマッサージするというように、腸の運動を促すことが一つ。そして、腸内の善玉菌のエサとなる食物繊維を含む食材を多く食べる。食物繊維は便のかさを増やしたり、腸壁を刺激して腸の蠕動運動を助けてくれるので、とても効果的です。血糖値の急激な上昇も抑えてくれます。

そして肉体的なことだけでなく、精神的な引き金を見つけるのも手です。知り合いの中には「本屋さんに行くとトイレに行きたくなる」という方もいます。そういった自分の身体のクセを見つけるというのも解決につながります。

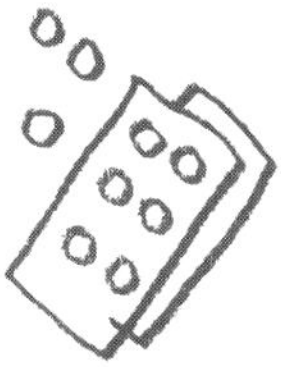

基準値自体が曖昧な数字

私たちはどうも「高い」ということに敏感なようです。逆に低いことをまったく気にしていないように思えます。高血圧、高血糖、高コレステロール。38度の熱なら病院に行きますが、35度の熱では「私って平熱低くって」で終わりです。低体温は免疫力の低下につながるので、本来であればもっと注意が必要なのに、あまり意識は向きません。

コレステロールは60兆個ある細胞の細胞膜やさまざまなホルモンなど生体内物質をつくる大切な材料です。しかし、多くの方が「コレステロール値は低い方がいい」と信じて、必要のない薬を飲み続けています。これも「高い」ということに非常に敏感だからです。

ここには薬そのものの性質の問題も絡んできます。薬は、「抑える」性質を持つものですから、「数値を下げる」方が得意なのです。例えばコレステロール値が低いと死亡率が上がるというデータがあっても、薬は「上げる」ことは苦手なので、この分野は放置されてしまいます（低いものを上げるとショックが起こるという問題もあります）。ですから、さかんに「コレステロール値が高い＝危険」と宣伝されて、そこが産業になるわけです。

基準値が病人をつくる

健康診断の基準値も「より低く」設定されるのは、「より低く」設定されることによって、多くの人が「病的に高い」と思うようになるからです。このようにして私たちは健康診断で「病気」と認定され、病院に足しげく通い、薬をせっせと飲むようになります。実際に総コレステロール値の変遷を見ると、１９８０年代までは２５０㎎／dLほどとされていたのが、１９８７年に日本動脈硬化学会が基準値を２２０㎎／dLに変更。これはコレステロールを下げる薬が発売されたため、とも言われています。そしてその見直しが議論されているのは61ページでお話しした通りです。

血圧も「年齢＋90㎜Hg」という数値から、１３０㎜Hg～１４０㎜Hg未満に変更（62ページ）。このように**製薬会社や学会の思惑でいとも簡単に変更される基準値。**それを信じて薬を飲む必要などまったくないのです。

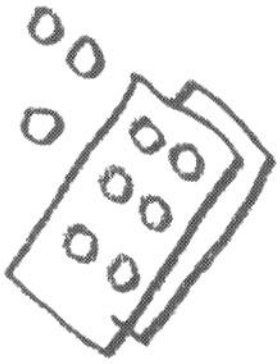

数字のマジックにだまされるな！

「骨折の可能性が約50％減る」

これは骨粗鬆症の薬、「フォサマック」の治験データです。すごくいい薬のように思えますよね。この実際の実験結果は、

「この薬を飲まなかった100人のうち骨折したのは2人だった。飲んだ100人のうち骨折したのは1人だった」

というものでした。確かに2人から1人になったのですから、50％減ったといえます。

でも、最初の文章を普通に読むと、「骨折した人が100人から50人になった」というように思ってしまうものです。**このような数字のトリックは、至る所で使われています。**

都合のいい結果だけが発表されている

その上、**治験は何度やってもいいのです。**例えば、5回実験して4回は思うような結果が出なかった。5回目の治験でやっと発表できるデータが出た。そうしたら、その5回目のデータだけを提出すれば万事OK。4回は違いました、などと言う必要はないからです。そう、製薬会社が望むデータになるまでやればいいのです。

降圧剤の治療薬、「バルサルタン」の臨床研究に製薬会社の社員自身が関与し、論文がねつ造されたとされる事件「ディオバン事件」を出すまでもなく、発表されているデータが信用に値するのか、本当のところはわかりません。

死亡例が出て問題となった子宮頸がんワクチンは、そもそも海外ですでに死亡例が出ていたにもかかわらず、積極的に導入がなされました。もちろんそのことを厚生労働省はわかっています。私が最初の頃から「絶対に打たないで!」と言っても、「国が認めているんだから大丈夫でしょ」と言って接種された方がたくさんいました。**国が認めていて、自治体が補助金を出しているものであっても、信用できないものはたくさんあるのです。**

私は薬をやめました

糖尿病のインシュリンを手放した（高橋信子さん　92歳・女性）

糖尿病と診断され、70代でインシュリンを打ち始めました。

私の何よりの楽しみはお友だちとの年数回の旅行だったのですが、インシュリンを打ち始めてからは、旅行に行くのがイヤになってしまいました。なぜなら、いつ低血糖を起こして倒れるかわかりませんし、注射を打っているのをお友だちに見られたくなかったからです。

しかし、なんの楽しみもない毎日。注射を打ち続けるだけの毎日に、ほとほと嫌気がさしてしまいました。

そしてある時、

「注射を打つのはもうイヤ。インシュリンも病院に行くのもやめた！」

と決心し、注射器を捨ててしまいました。病院に行くのもその日以来、やめました。

もちろんインシュリンを突然やめるというのは、とても危険なことです。でも「こんなつまらない生活なら、死んでもいい！」とさえ思ったのです。ところが、インシュリン注射をやめても、私にはなんの影響もありませんでした。それどころか、身体も気持ちも軽くなり、大好きな旅行にも行けるようになったのです。

今92歳になりましたが、今でも近場の温泉旅行を続けています。薬を飲むということも、もちろんありません。たぶん、私にはインシュリンは必要なかったのだと思います。**高い血糖値で問題なく過ごせる体質だったのです。基準値にあてはめられて、インシュリンを打たされていたのだと思います。今まで元気でいられたのですから。**むしろインシュリンを打っていた頃は、フラフラすることもありました。

注射という一番のストレスがなくなったことで、糖尿病も快方にむかったのかもしれませんね。

6種類の薬を断つ（深沢美幸さん　62歳・女性）

会社を経営し、仕事中心のハードな生活をしていました。

51歳のある日、左手に力が入らない、ものが持てない状況に。「疲れているからだ。一晩寝ればよくなる」と思ったものの、翌朝も改善がみられませんでした。次の日、友人に病院に行くように勧められて、受診をしました。右側の脳梗塞と診断され、そのまま入院。「血液をサラサラにする薬」など、数種類を常用するようになりました。

それにもかかわらず、ちょうど1年後、また身体に異変がおきました。脳梗塞。心臓近くの血管も細くなっているといわれ、ステントを入れる手術もしました。

それから10年間、6種類の薬を飲みつづけました。しかし、そのことに疑問をもつようになったのです。なぜなら、10年前と今とでは、生活習慣が全く違うからです。

心臓の手術以来、たばこをきっぱりやめました。また、60歳でハードな仕事のストレスから解放されました。ウォーキングも始めました。めちゃくちゃだった食事にも気をつけるようになり、野菜中心に規則正しく食べるようになりました。

生活習慣を見直したのに薬が全く変わらないのはおかしいのではないかと思ったのです。しかし、そのことを医師に相談すると「薬を飲んでいるから発作も起きずにいる」と言われ、減らしてはくれませんでした。しかし、納得がいきません。

「こんなに生活を変えた私に本当に薬は必要なのだろうか？」

そして、思い切って薬を全てやめてみたのです。とは言え、歩いていてフラフラしたりすると急に不安になり、また薬を飲むようになるといった日々が続きました。またやめる。また飲む。その繰り返しでした。

そんな時、宇多川先生の『薬剤師は薬を飲まない』を読みました。

そして薬を本当にやめる確信が持てたのです。

それから1年が過ぎましたが、薬は一切飲んでいません。宇多川先生からは「深沢さんには、薬はいらないという強い思いがあるし、身体の声をとてもよく聞いている」とお褒めの言葉をいただきました。不安な気持ちも、もうありません。ウォーキング教室に通うのが楽しみで、今は、歩くことがどんなに楽しいか、大切かを多くの人に伝えています。

私は薬をやめました

生活を変えて、高血圧の薬をやめる（濱﨑勇さん　55歳・男性）

長年、「イミダプリル５mg」「アムロジピン５mg」という高血圧の薬と、「プロテカジン10mg」という潰瘍治療薬を飲んでいました。元々、尿酸値が高く脂質異常症、十二指腸潰瘍、逆流性食道炎などを患っていました。また、ピロリ菌を除去したほうがいいと人間ドックで言われて、薬物療法をしたのですが死滅にはいたりませんでした。

２０１４年春、ファスティングに興味を持ち、ウォーキングを始めることにしました。このウォーキングで、79kgあった体重が1カ月で76kgに。３kgの減量に成功したのです。

その1カ月後、宇多川先生の講演を聞く機会がありました。目からウロコの話ばかりで、今まで自分が薬を飲んでいたのはなんだったのだろう、とすごく疑問を持つようになりました。「薬は症状を抑えているだけ」「治すのは自分自身」。そういったことを初めて知り、すごいショックを受けたのですが、先生の話は腑に落ちました。

高血圧の家系なので、薬は絶対に飲まなくてはならないものと思い込んでいたのですが、「これならやめられる！」と確信をもち、その日から薬の服用をやめました。

薬の服用をやめた翌週には、ファスティングを6日間実行しました。そこでさらに体重が76kgから69・4kgまで下がったのです。今でも72kg台をキープしています。薬を飲んでいるときは150mmHgくらいあった血圧は、今では120mmHg台に落ち着いています。時々上がるときもありますが、それはストレスと寝不足によるものということが自分自身と向き合うようになってからわかるようになりました。以前は血圧が上がれば「薬」と思っていたのですが、どんなときに血圧が上がるかわかったので、今はそうならないようにコントロールすることができるようになりました。

宇多川先生の講演を聞いて、歩くこと、そして食事も大切だとわかりました。野菜中心の食事に変更し、工場で働くために無理矢理3食食べていたところを、身体の声をききつつ、朝は食べることが少なくなりました。昼もまずは野菜から食べるようにしています。夜はしっかりと食べています。ガマンはしなくていいといわれたので、夜はお酒も楽しみます。締めのラーメンも食べています。自宅からバスに乗らずに駅まで歩くようにしていますが、厳しいルールではなく、雨の日、寒い日はバスに乗っています。

また、宇多川先生のウォーキング教室に通うようになり、歩き方が全く変わりました。姿勢よく歩くとすぐに発汗し、冬でもコートがいらないくらいです。手を後ろに振ることで縮こまっていた身体が気持ちよく伸びるようにもなりました。肥満気味だった身体も、ずいぶんと引き締まりました。宇多川先生にも、「身体がすっきりしましたね。全く別人のようです」と言われています。考え事をしながら歩くとうつむき加減になるため、姿勢をよくして周りの花や風景を楽しみながら歩くように。音楽を聞きながら歩くのはやめにしました。

10年以上もの間、尿酸値は8・5㎎／dL。痛風の症状が出ていなかったので薬は飲んでいませんでしたが、この値がウォーキングを始めてから7・4㎎／dLに下がりました。まだ高めではありますが、自分にとっては10年間変わらなかった尿酸値が下がったのは快挙です！　脂質異常症も解消！　血圧も安定！　胃の不快感もまったくなし！　1年前からは想像できないくらい健康になりました。宇多川先生がおっしゃるように、生活習慣病は生活習慣を改善することで治せるということを実感しています。

20年間飲んだ高血圧の薬を手放す（廣瀬郁代さん　74歳・女性）

20年前から血圧の薬を飲んでいました。父も血圧が高く心筋梗塞で亡くなっていて、自分でも「血圧の薬を飲まなければ！」と思っていたため、飲み始めるのに抵抗はありませんでした。

はじめは薬を飲んで頭が痛くなったり、顔がほてったりしました。そのため、色々な薬を試し「アムロジン5㎎」に落ち着きました。

痩せたら血圧も下がるのではないかと思い、2014年10月に宇多川先生のファスティング合宿に参加しました。合宿中、体重は1㎏しか減らなかったのですが、血圧にも個人差があること、昔は「年齢＋90㎜Hg」でよかったことなどを教えてもらったので、ずっと薬を飲んでいる意味がないように感じました。

そこで主治医に相談し、「アムロジン5㎎」を「2・5㎎」に下げてもらって様子をみることにしたのです。実際に何の問題も起こりませんでした。これなら大丈夫だと自信を持ち、今では全く薬を飲んでいません。

毎日は測っていませんが、たまに血圧を測定すると１５０㎜Hgくらいです。だから、薬はいらないと思っています。


先日、区の健診を受けたのですが、行く前に自分で測ったら１５０㎜Hgだったのが、健診会場では１６０㎜Hgと出ました。その場で「血圧の薬を飲んだほうがよい」と言われたのですが、家では１５０㎜Hgでしたし、会場では緊張して１６０㎜Hgに上がったことも自分でわかっているので、薬を飲むつもりはありません。身体の不調も何もないのですから。

宇多川先生には「主治医との信頼関係も大切」と言われています。よい関係を維持しながらも、自分の意見は伝えていくつもりです。これから健診の結果を主治医に持っていくのですが、主治医には「薬は飲まない」ということをしっかり話すつもりです。

ウォーキングと体操で薬をやめる（山田香子さん　52歳・女性）

7年間血圧の薬を飲んでいました。市の健診で「糖尿病予備軍」と言われ、「予防的に薬を飲みましょう」と提案されました。しかし、薬はあまり飲みたくないと思っていたので、宇多川先生の著書を読んで講演会に参加しました。

「薬には予防的に抑えるという作用はない」「生活習慣病は生活習慣を見直すことで治る」。そう教えてもらい、納得したのです。生活習慣を変えることは難しいことだと思っていたのですが、楽しく歩くことや体操することならできると思いました。会場で実際にやってみた体操（ベジタサイズ）がすごく楽しかったので。

先生が言っていた「何事もバランス」「流れる身体」という言葉はとても印象的でした。止まっていないで歩いていると血流がよくなり、代謝もよくなって「流れる身体」を実感することができます。「豆の木エクササイズ」で肩甲骨周りが1カ月でびっくりするほど柔らかくなりました。「麦踏みエクササイズ」でふくらはぎも痛くなくなりましたし、硬かった足首の関節も柔らかくなりました。
体操を通じて、硬かった身体が「流れる身体」になったのを実感しています。

生活習慣が変わっていないのに、「薬は怖いから」といきなり薬をやめるのは危険だと言われたので、まずは楽しく体操すること、歩くことを心がけました。すごく不思議なことなのですが、正しい歩き方を教わって姿勢よくかっこうよく歩けるようになると、歩くのが楽しくて楽しくて。ベジタサイズで身体が柔らかくなって可動域が広がったおかげです。今は一日2万歩以上歩くこともあるくらい、歩くことが楽しくて仕方ありません。たくさん歩いたときには、宇多川先生に「今日は2万5000歩でした」などと報告をしたりしています。先生には、「歩く量ではなく、質ですよ」と言われているので、もちろん歩き方にも十分気をつけています。

今は血圧の薬も飲んでいません。血圧自体も140㎜Hg前後で落ち着いています。血圧と脳梗塞との関係で、血圧が高い人と低い人とのリスクの差があまりないということも教えてもらったので、恐怖心もなくなりました。今まで140㎜Hgでも、脳の血管が切れるかも……と思っていたのが嘘のようです。

慢性関節リウマチの薬をやめる（増山美由紀さん　40歳・女性）

20代の頃に慢性関節リウマチになりました。お医者さんからは「一生治らない」「将来的には車イスもしくは重度の身体障害者になる」と言われました。発病した当初、医学書も読み漁りましたが、何を読んでも症状がよくなるようなことは書かれておらず、ひどく落ち込みました。

実際に30歳で車イスの生活になりました。免疫抑制剤や痛み止めを飲んでも痛みは治まらず、「こんな状態で生きていくなら、死んでしまったほうがマシかも」と思い詰めた後に、逆に「死んだ気になれば何でもできるんじゃないか」という気がしてきたのです。もう破れかぶれ。自分の夢に向かって、好きなことをして生きることに決めました。

たくさんの情報から、私の病気は「現代医学では」一生治らないということを理解していたので、入院していた病院を飛び出すことにしました。自力では歩けなかったので父の背中におんぶされて退院したのです。そして代替医療というものがあることを知りました。

その中で私は運動の重要性を学びました。私は身体の不具合と激痛を乗り越えて運動して一抹の治癒の望みにかけるか、一生身体障害者として生きるかの究極の選択を迫られました。もちろん、私は運動を選択しました。そして今の私があります。

10代から満足に身体を動かすこともできなかった私が、今はフィットネストレーナーとして働いているのです。もちろん、リウマチを克服するには運動だけでなく、食事、考え方、ライフスタイルすべてを見直すホリスティック的なアプローチが必要でしたが、ここまでこられたのは運動の功績が一番大きかったと思います。そして私の一生治らないといわれた慢性関節リウマチの治療には薬は必要なかったと断言できます。

ベジタサイズで腰痛から解放（牧野由美子さん　36歳・女性）

私は長年、腰痛で悩んでいました。私の腰はいわゆる反り腰と呼ばれるもので全体には太っていないのに、下腹がポッコリ。整形外科を受診しても整体に通ってもミシミシする痛みは消えず、整形外科の痛み止めを飲み、湿布を貼って、コルセットを使用していました

宇多川先生が教えている「ベジタサイズがいいよ」と知人から教えてもらい、習うことにしました。一通りのエクササイズを朝と入浴後に2〜3セット、10分程度続けていったところ、3週間くらいで腰の変化がみられました。腰が反っている感じがなくなったのです。痛みがなくなり、お腹もへこみました。歩行が楽になり、仰向けで寝られるように。体重が後ろにかかり、身体に負担がなくなったのです。短期間で効果が出たので驚いています。これこそ薬いらずのエクササイズ。ずっと続けていきたいと思っています。

薬をやめるための処方箋

患者	WAVE 太郎	宇多川久美子

処方

下記のことを知っておきましょう。

Rp.1：病院や製薬会社にとって、生活習慣病患者は大切な顧客

Rp.2：健康診断の曖昧な基準値で病気はつくられる

Rp.3：血圧にも個性がある

Rp.4：降圧剤には認知症のリスク。抗コレステロール薬にはがんのリスク

Rp.5：インシュリン注射で低血糖に

Rp.6：骨粗鬆症の薬の副作用は、骨折

Rp.7：痛み止めは体温と免疫力を下げる

Rp.8：下痢を薬でとめてはいけない。便秘で薬を飲んではいけない

Rp.9：数字のトリックにだまされて、薬を飲まない

備考						

エクササイズの処方箋

麦踏みエクササイズ

麦踏みをするようにしっかり足裏を使ってつま先とかかとを上げる。第二の心臓といわれているふくらはぎを刺激。固まりがちな足首関節も柔らかくなる。

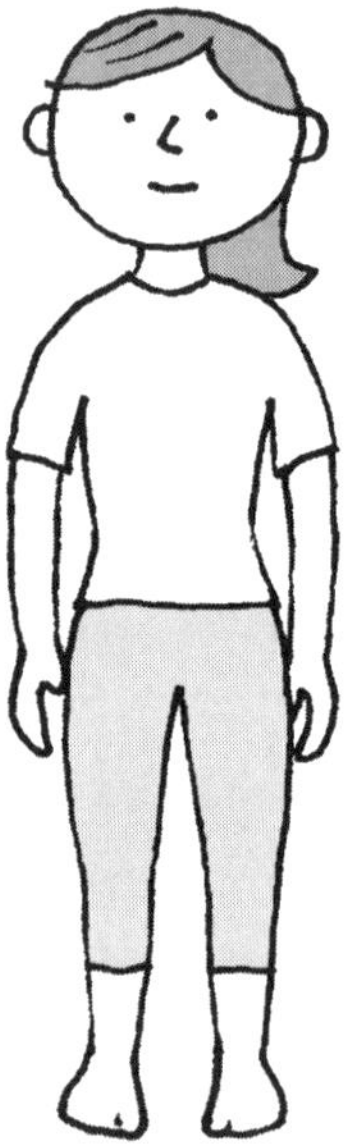

❷ 握りこぶし一つ分脚を平行に開く。

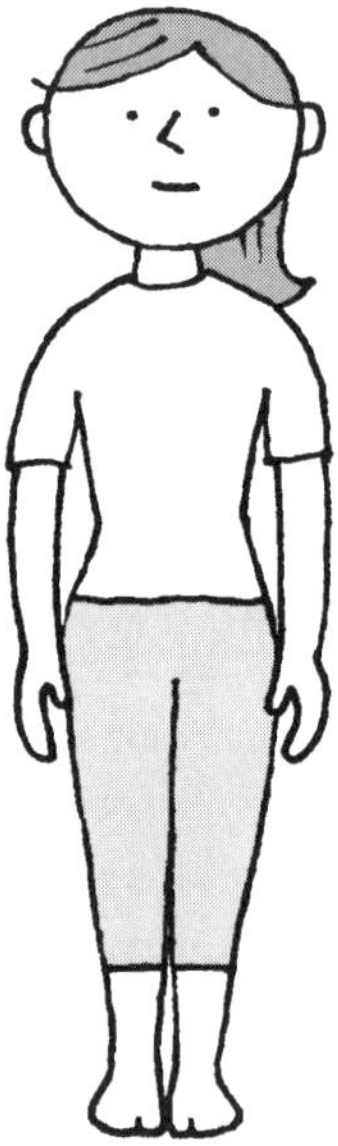

❶ 脚を揃えてまっすぐに立つ。

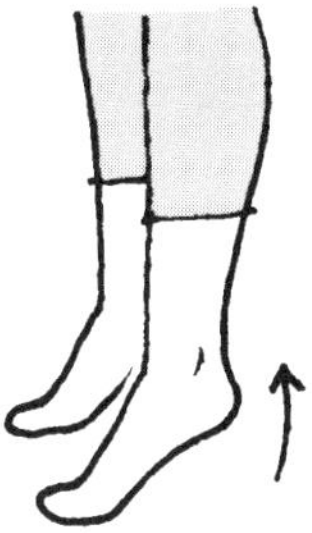

3

両足のかかとを上げて
ふくらはぎが縮むのを意識する。

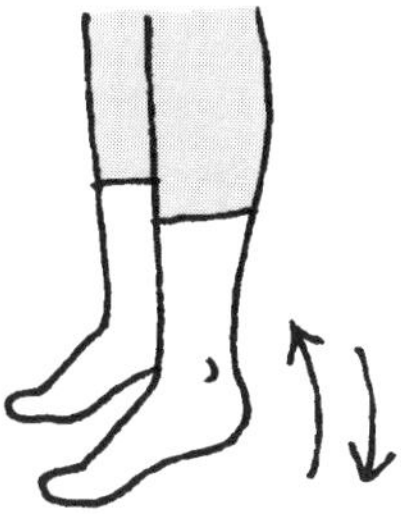

4

ゆっくりとかかとを30回上げる。

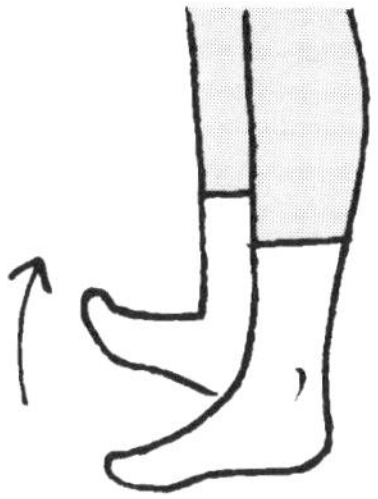

5

右のつま先を上げて
ふくらはぎが伸びるのを意識する。

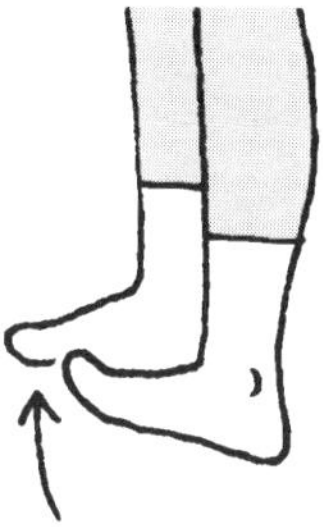

6

左のつま先を上げて
ふくらはぎが伸びるのを意識する。

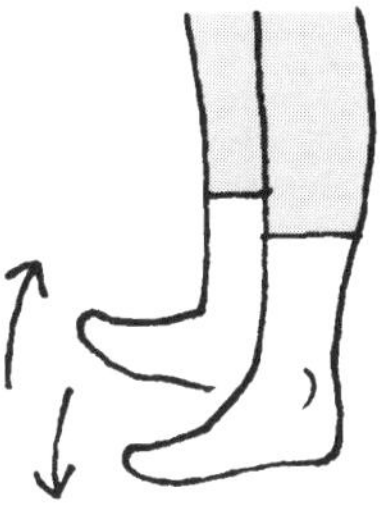

7

右左のつま先をゆっくり交互に30回上げる。

ひまわりエクササイズ

天然のコルセットといわれている「腹横筋」を鍛えて腰痛予防。しっかりお腹を内側に入れる意識で腸も刺激される。ひざ・骨盤は動かさずに上半身だけ動かすのがコツ。

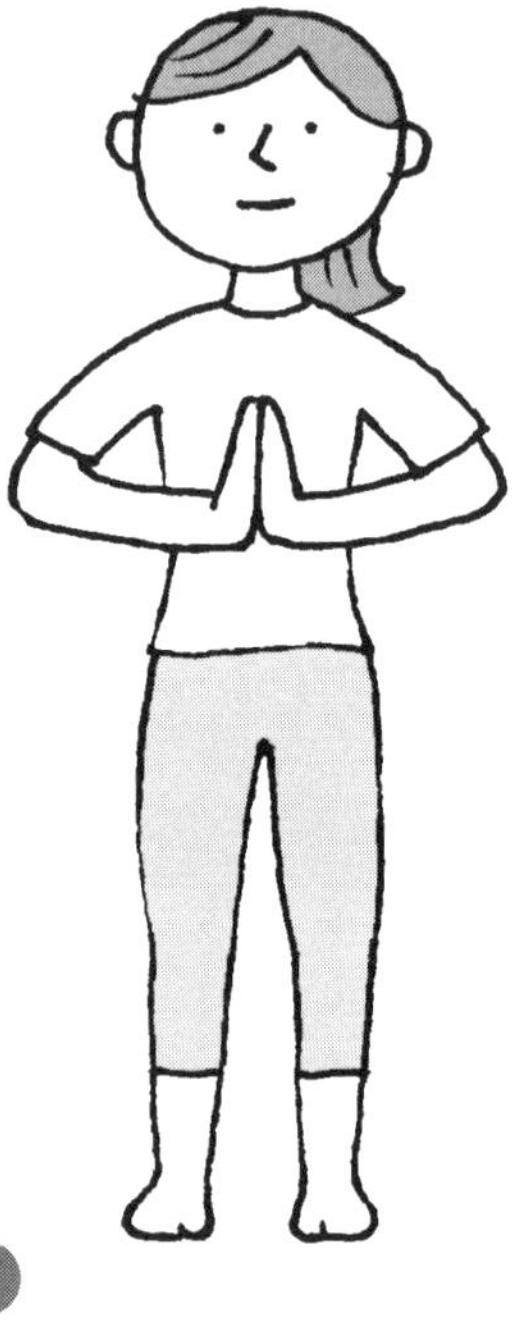

1

脚は肩幅に開く。ひじを張って手のひらを胸の前で合わせる。

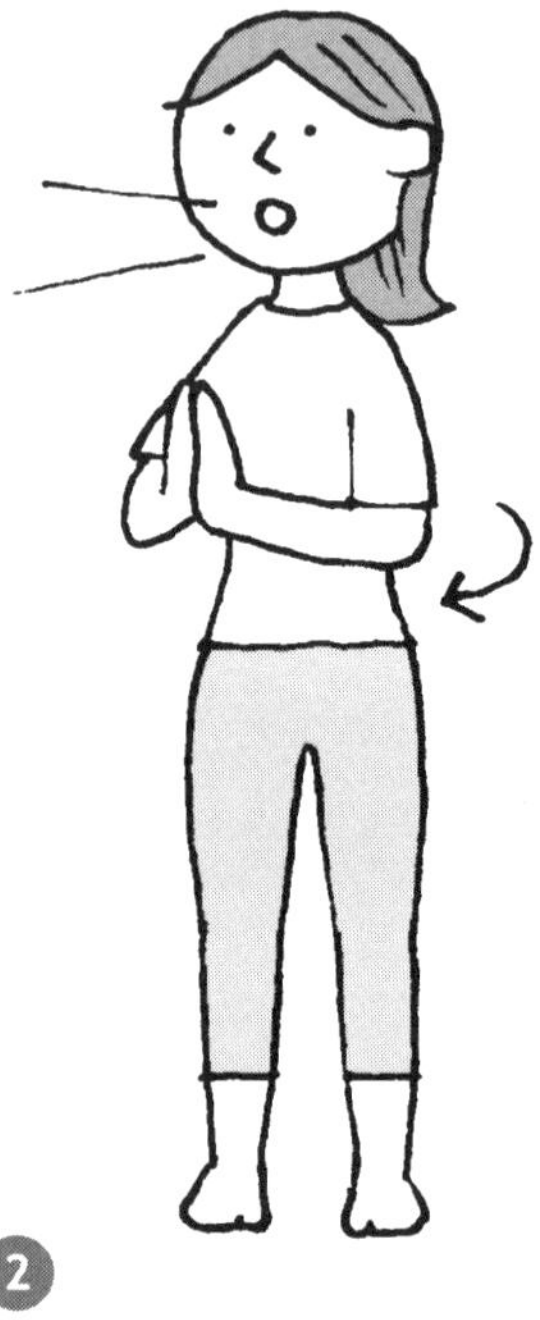

2

ひざは正面に向けたまま上半身だけ、息を吐きながらゆっくり右にひねる。手だけが行かないように手は胸の前で固定しておく。

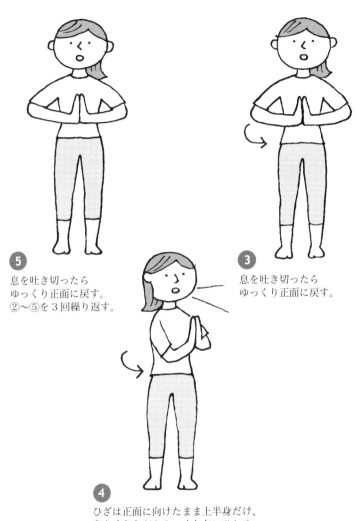

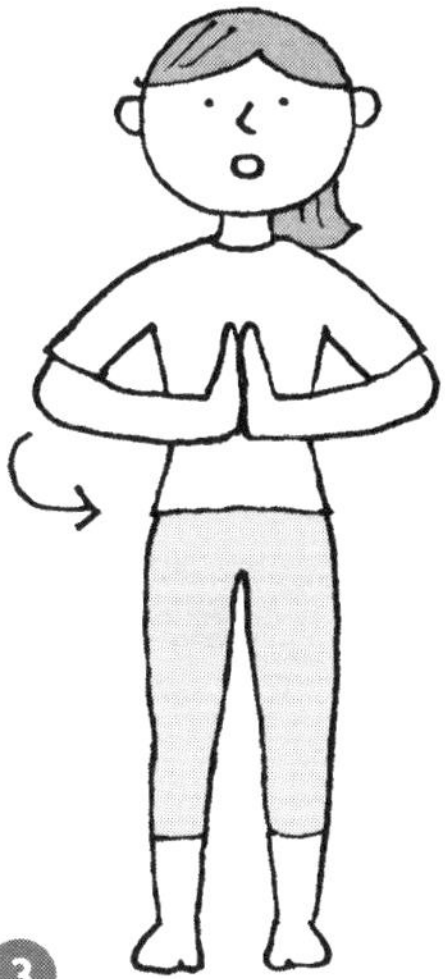

3

息を吐き切ったら
ゆっくり正面に戻す。

4

ひざは正面に向けたまま上半身だけ、
息を吐きながらゆっくり左にひねる。

5

息を吐き切ったら
ゆっくり正面に戻す。
②〜⑤を３回繰り返す。

腰回しエクササイズ

お腹を内側に引っ込めながら腰を回すことで腹筋が鍛えられるだけでなく、腸に刺激が伝わり便秘解消にも効果大。

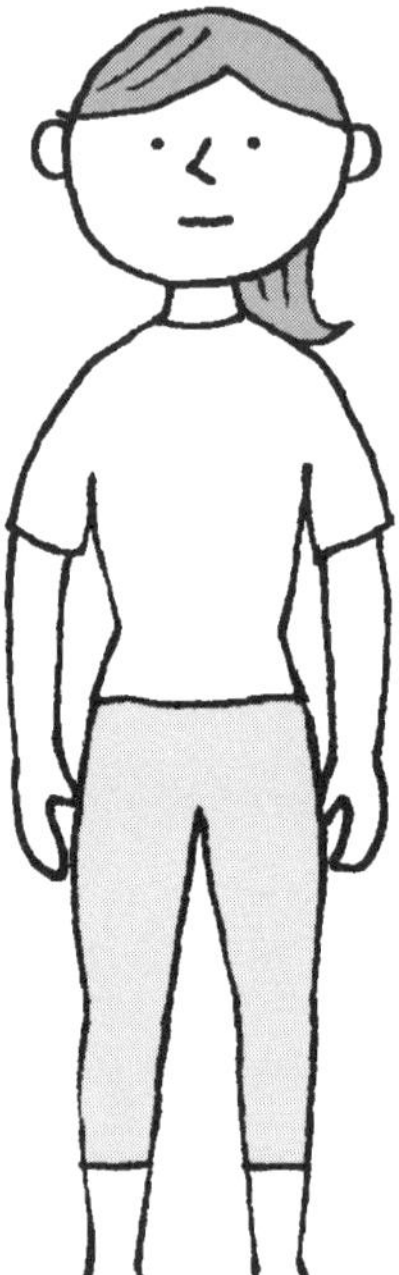

❶
脚は肩幅に開く。

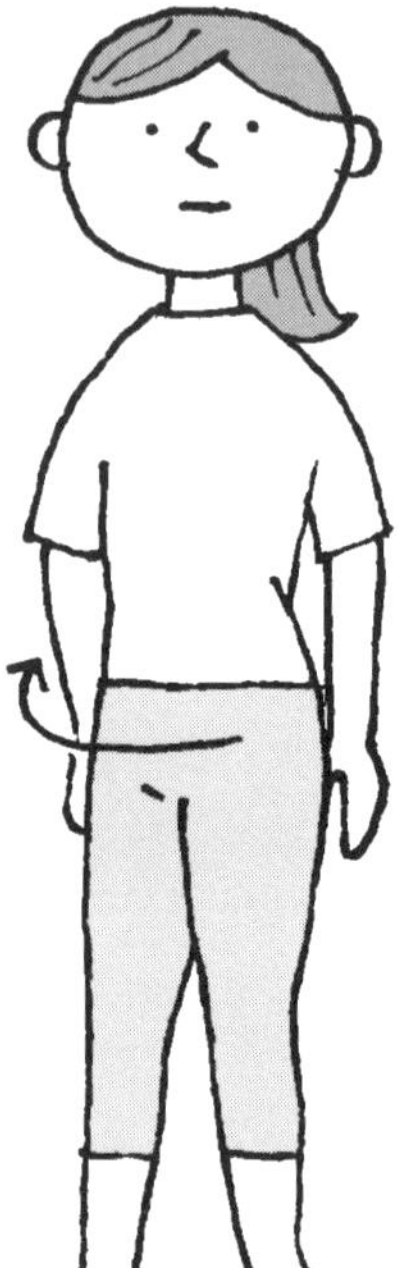

❷
お腹を引っ込めて
腰を右回りに 10 回回す。

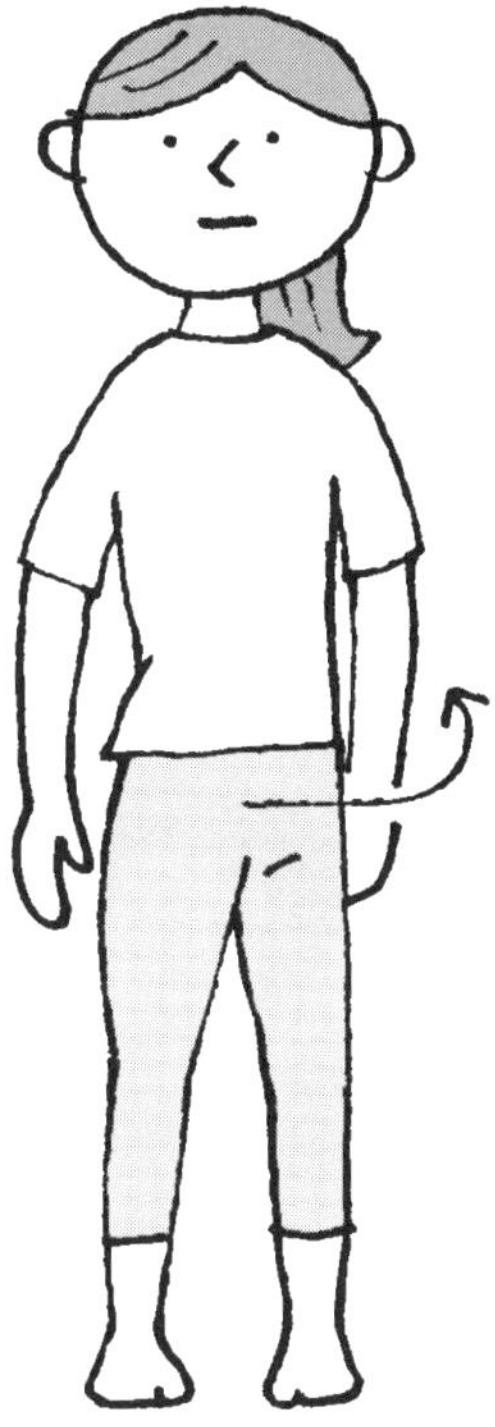

3

お腹を緩めず引っ込めたまま
腰を左に 10 回回す。

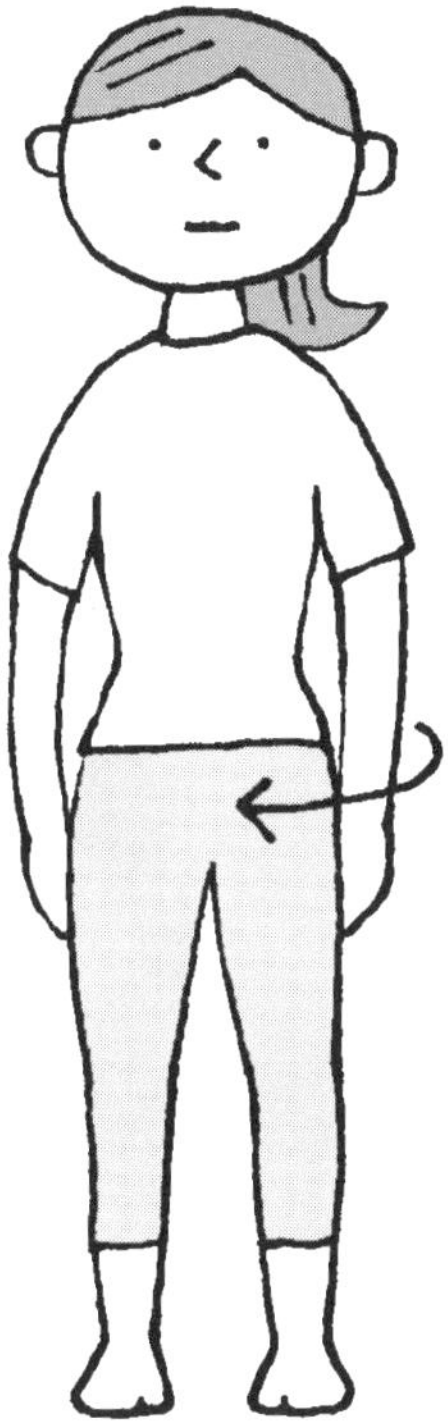

4

右左 10 回ずつ交互に 100 回回す。

だいこんエクササイズ

　だいこんが生長して地中深く育ち、それをまっすぐ引き抜くというイメージで。内転筋と骨盤底筋群を鍛える。子宮脱や内臓下垂を防ぐ効果も。

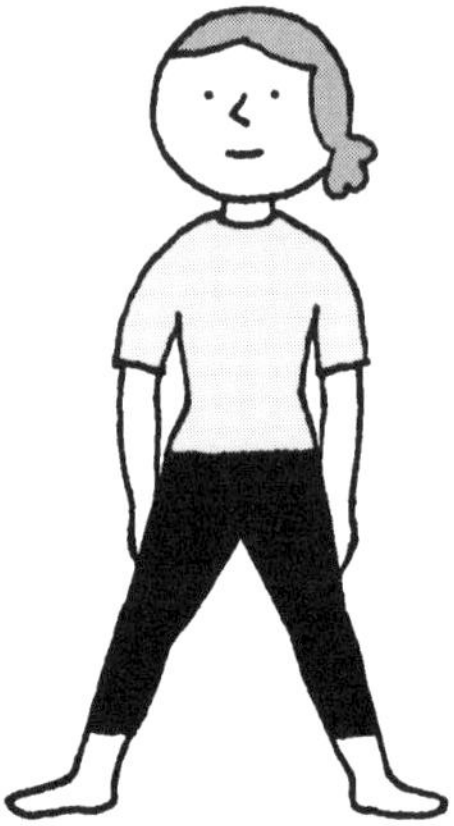

1
脚を大きく開いて立つ。

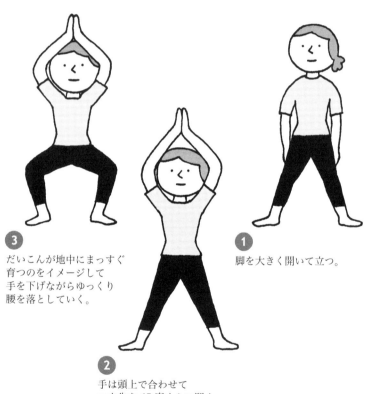

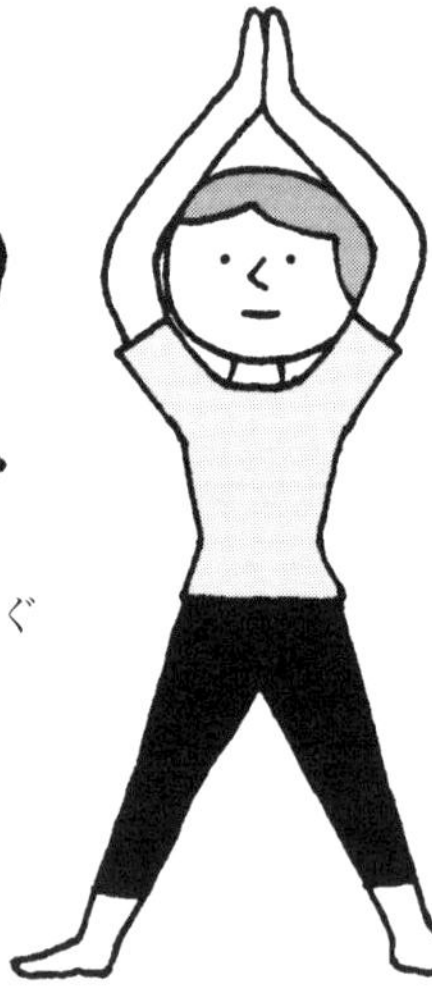

2
手は頭上で合わせて
つま先を45度くらい開く。

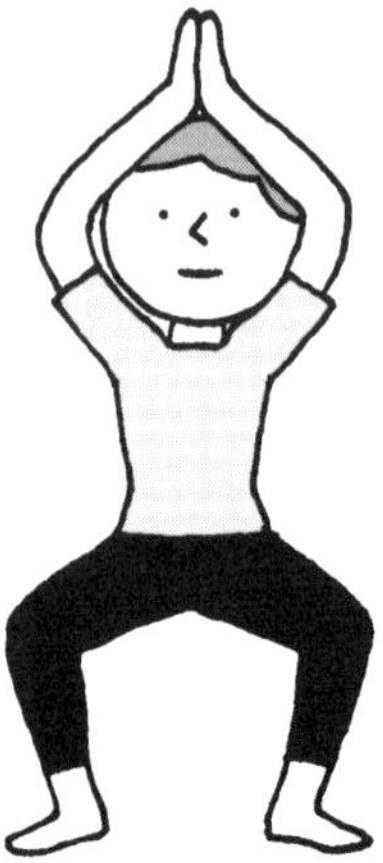

3
だいこんが地中にまっすぐ
育つのをイメージして
手を下げながらゆっくり
腰を落としていく。

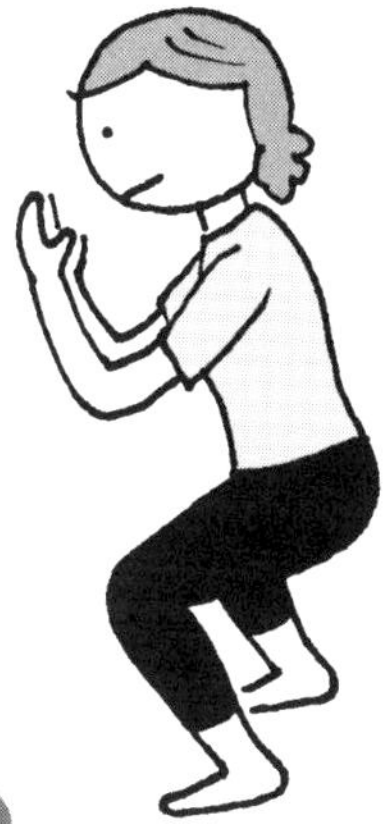

4

お尻が出ないようにまっすぐ
腰を落とす。ひざの故障を
防ぐため、ひざはつま先と同じ
方向へ曲げること。

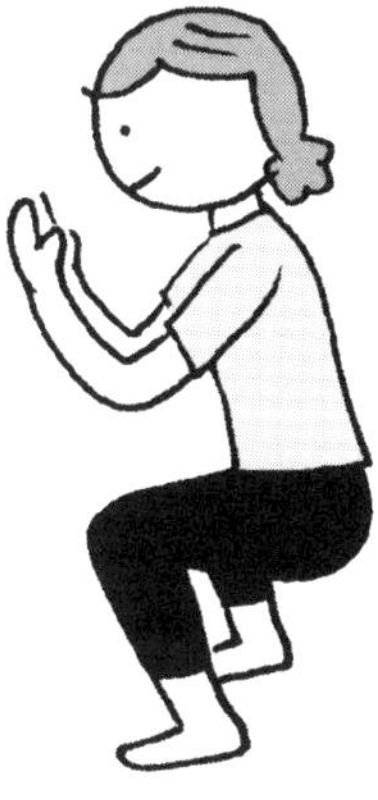

5

腰をできるだけ落としたら
そのまま10秒キープする。

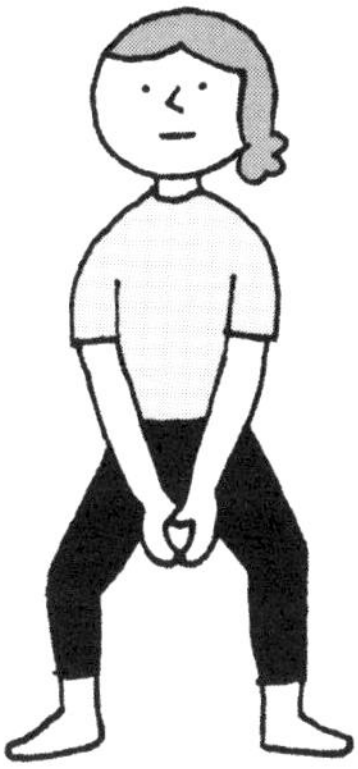

6

青々と育った葉っぱを
イメージして、葉っぱの元の
部分を持ち、だいこんをまっすぐ
ゆっくりゆっくり上に引き抜く。
前傾姿勢にならないように注意。

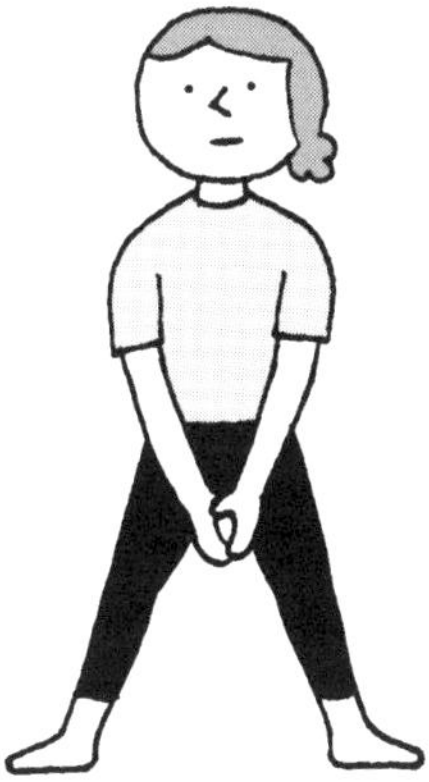

7

だいこんを引き抜くのと合わせて
ひざも伸ばし身体を起こす。
②～⑦を3回繰り返す。

第3章　がんは生活習慣病

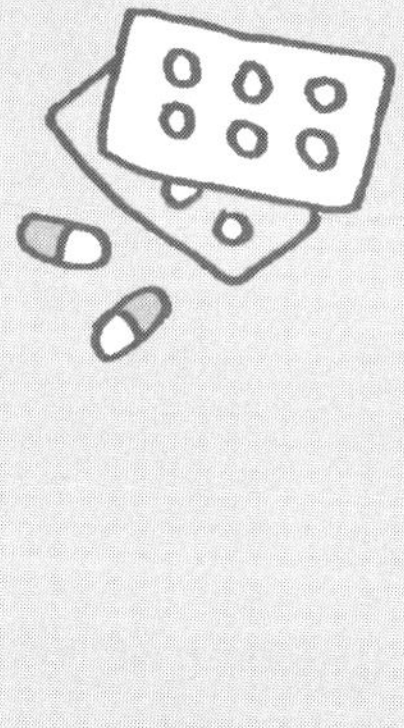

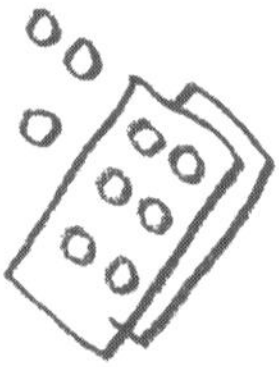

がん細胞は日々つくられている

がんはもともと自分の細胞です。そして、健康な人の体内でも、がん細胞は一日に５０００個ほど発生しているといわれています。

がんは遺伝子（ＤＮＡ）が傷ついて起こる病気です。細胞が分裂するときに、遺伝子のコピーが行われますが、その際に間違って「遺伝子の突然変異」を起こしてしまうことがあるのです。これががん細胞です。通常は「がん抑制遺伝子」や免疫細胞の「リンパ球」が増殖をとめてくれるのですが、たまたまこれらの働きが十分でないと、がんは活性化して臓器に「腫れもの」をつくります。これが「がん（悪性腫瘍）」です。ちなみに、良性のものは、ポリープといわれます。

このような遺伝子のコピーミスを引き起こす物質がいくつか知られています。たばこはその最たるもので、20歳未満で喫煙を始めた人は、吸わない人の6倍も肺がんでの死亡率が高くなるといわれています。その他には、塩辛いものにも注意が必要ですし、適切な体重維持も必要とされています。「がん研究振興財団」の「がんを防ぐための新12か条」を見てみましょう。

1条　たばこは吸わない
2条　他人のたばこの煙をできるだけ避ける
3条　お酒はほどほどに
4条　バランスのとれた食生活を
5条　塩辛い食品は控え目に
6条　野菜や果物は豊富に
7条　適度に運動
8条　適切な体重維持
9条　ウイルスや細菌の感染予防と治療
10条　定期的ながん検診を

11条　身体の異常に気がついたら、すぐに受診を
12条　正しいがん情報でがんを知ることから

要はバランスのとれた食事をし、たばこを吸わず、適度に運動をするということです。これができていないことでがんになるとしたら、**「がんは生活習慣病」といって間違いないですよね。**

高齢化がもう一つの原因

1981年にがんは脳卒中を抜いて、死因の1位になりました。その原因は急速に進む高齢化です。歳をとると、細胞分裂での間違いも増えます。実際にがん細胞が大きくなるには、10年、20年という年月が必要です。若い人にがんが少ないのはそのためです。

また、歳をとると免疫機能も低下していくので、発生したがん細胞を退治することができなくなってしまうのです。それがお年寄りに、がんが多い理由です。がんは老化に伴って増えているのです。

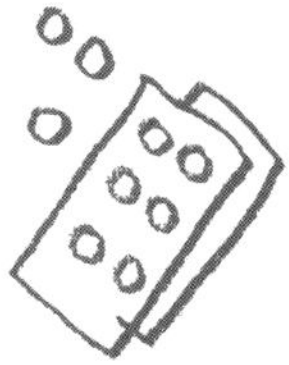

がんではなく風邪で死亡の怪

免疫力といってもピンとこない方のために、代表的な免疫細胞である「リンパ球」のお話をしましょう。健康な人のリンパ球は、白血球の35％前後を占めています。よく話題になるナチュラルキラー細胞（NK細胞）も、リンパ球の種類の一つです。

血液に乗って全身を巡るリンパ球ですが、特に腸に集中し、哺乳類特有の免疫器官である「パイエル板」というリンパ組織をつくっています。そして有害なものが体内に侵入したり、がん細胞のように体内で発生したりすると、攻撃の準備をするわけです。腸が免疫工場といわれるゆえんです。

健康な人であればこのリンパ球が、がん細胞の増殖を防いでくれます。しかし、白血球の中のリンパ球の割合が30％を切り、10～20％に低下すると（つまり免疫力が低下すると）、増殖を防ぎきれなくなってしまうのです。

薬は免疫力を下げる

ここまでお話ししてきたように、薬は体温を下げ、免疫力を低下させます。ですから、免疫力が何より必要ながん対策に、薬を使用するというのは、賢い選択とはいえません。

例えば抗がん剤というのは、4週間でがん細胞が小さくなったら「効く」と定められています。確かにがん細胞だけを見れば、小さくなったかもしれませんが、**その他の正常細胞がどうなっているのかについては、見ていないのです。**

腫瘍の消失が4週間以上続いた場合を「完全奏効」といいますが、目に見える範囲での腫瘍の消失ということで、目に見えないがん細胞が残っている可能性はあります。完全奏効という判定になっても、その後もその状態が保証されるわけではありません。

また、胃のすぐ後には免疫工場の腸が控えています。強い薬を服薬すれば、腸で吸収される際に大切な免疫細胞を破壊していくことでしょう。

抗がん剤治療は薬剤が全身に行き渡るため、画像検査などで確認されていない微小な病変に対しても、効果を発揮してくれるという長所があります。しかし、抗がん剤を投与する必要のない臓器までがダメージを受け、全身の副作用となって現れるというデメリットもあるのです。

抗がん剤の主な目的は「がん細胞の増殖を抑える」ことです。やはり薬の目的は「抑える」がメイン。「治す」ではないのです。大抵の場合は成果を上げるために、手術や放射線治療と併用することになります。

がん細胞だけに働く薬の開発がさかんですが、現在のところ副作用のない薬はありません。がん細胞だけを攻撃してくれればいいのですが、薬は正常な細胞も同じように攻撃してしまいます。そのため「体力が弱っている」と抗がん剤を使いにくい、というのは、なんだか皮肉な話です。

薬は身体中の免疫を抑制し、さまざまな副作用を起こします。吐き気や痛みが原因で食事がとれなくなり、さらに免疫力が低下するという悪循環に。実際にがんそのもので亡くなる人は少なく、抗がん剤の使用による免疫力低下が原因となって「肺炎」や「多臓器不全」を起こして亡くなる人が多いのです。あるいは、ただの風邪で亡くなる方も。それほど、抗がん剤というのは強力なのです。

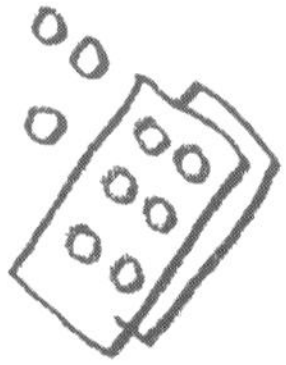

抗がん剤は正常細胞を脅かす

代表的な抗がん剤がどんなものであるかを覚えておきましょう。使用するかしないかについて冷静な判断をするためには、薬そのものについての知識が必要だからです。

免疫抑制剤

がん治療だけでなく臓器移植の場合にも、拒絶反応を防ぐために投与されるのが免疫抑制剤です。実はこの**免疫抑制効果により、がんの再発率が数十倍、高くなるのです。**

分子標的薬

分子標的薬とは、がん細胞に特徴的に発現しているタンパク分子を標的とし、これらの作用を阻害することで、がん細胞の増殖を抑制する抗がん剤です。これまでの抗がん剤と異なる点は、標的となる分子が明確になっていること。がん細胞を選択的に攻撃すると考えられています。

副作用が少ないと期待されていましたが、標的分子は正常細胞にも一部存在するため、**従来型の抗がん剤とは異なる薬剤性肺炎などの重大な副作用もみられます。**

ホルモン剤

人間の生殖器にできるがんは、性ホルモンを受け取って増殖する場合があります。このようながんには乳がん、子宮がん、卵巣がんのほか、前立腺がんなどがあります。ホルモン剤は、性ホルモンの働きを妨げるなどによってがん細胞の増殖を抑制する抗がん剤です。ホルモン剤はがんの増殖に関係するホルモンを抑制する働きのため、がんを殺すというよりはがんの増殖をとめる抗がん剤といえます。

したがって**ホルモン剤のみでがんが完全に治癒する可能性はありません。**しかし、病状を改善し、がんの進行を停止させたり遅らせたりすることができるようになります。また、他の抗がん剤のような強い副作用もありません。そこで、ホルモン剤は、手術前や手術後の補助療法として、しばしば用いられています。ホルモン剤は性ホルモンのはたらきを抑えるため、女性では更年期障害の症状が現れます。また男性には精力や性欲の減退などがみられます。

イレッサの事件

肺がん治療薬「イレッサ」の副作用によって多くの患者さんが間質性肺炎を発症し、死亡しました。「イレッサ」は、2002年7月、申請から5カ月という異例のスピードで世界で初めて日本で承認されました。承認前には副作用が少ないと宣伝されていましたが、2011年9月までに公式発表だけでも834人が副作用の間質性肺炎で亡くなっています。

特に初期の頃に死亡者が集中しており、承認から半年で180人、1年で294人が亡くなっています。この死亡者数は、他の抗がん剤より著しく多く、「イレッサ」の間質性肺炎による最近の副作用死亡者数と比較しても10倍近い数となっています。

「イレッサ」は今も肺がんの特効薬として副作用に注意しながら使用されていますが、それは、多くの犠牲者が身をもって「イレッサ」の危険性を示してくれたからに他なりません。製薬会社や国が責任を果たしたからではないのです。

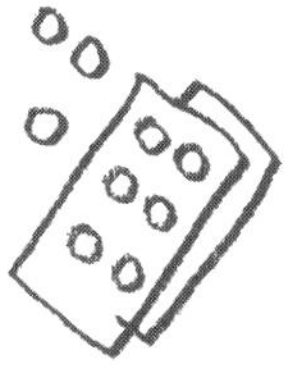

手術、放射線療法にも副作用がある

健康保険が適用になる標準治療（外科手術、放射線療法、抗がん剤）は、「がんを攻撃する」ことを目的としています。目に見えるものを取り除いたり、叩けばいい。それが、がん治療の基本的な考え方でした。ところが、生き残った目に見えないがんはあっという間に勢いを取り戻し、全身に広がります。がんを叩いても、体内でがんを抑える免疫システムにも打撃を与えてしまったら、結局がんの勢いをとめることはできないのです。外科手術は分散してしまった微小がんには対応できません。放射線も全身照射はできません。

手術は正常組織も取り除く

手術では、がんとその周囲のリンパ腺を、その周囲の正常組織を含めて切り取るのが普通です。がんの取り残しを防ぐためです。**正常な組織までとってしまうので、当然身体は弱ります。**高齢者のがんの場合、手術が避けられる傾向にあるのはそのためです。また、転移しているかどうかは、完全にはわからないので、手術をしても再発することはもちろんあります。

放射線療法

放射線療法は、放射線を照射した部位に対してしか効果を期待できないものの、副作用もまた局所に限定されることが多いというメリットがあります。しかし放射線療法では、活性酸素を発生させてがんのＤＮＡを破壊するため、**呼吸が浅く酸素供給ができない、血流が悪く酸素を循環できないなどの低酸素の環境では、がん細胞を十分に破壊することができません。**

手術、放射線療法いずれの場合も、再発や遠隔転移となれば、基本的な治療法として抗がん剤を使うしかありません。ところが伝統的な抗がん剤である化学療法剤は、薬剤耐性を招き、効果がなくなるときがきます。さらに免疫系に打撃を与え、結果的には、がんの増殖を加速させることになります。

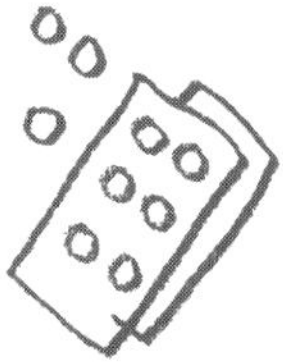

手術をしても、放射線治療をしても、がんは再発する

手術をしても、放射線治療をしても、生活習慣を改めない限りがんは再発します。なぜなら、がんは「自分の細胞が変化」したものだからです。がんの元は、自分が持っているのです。

がんになったのは、今までの生活習慣ががんを発生させるものだったからです。ですから、手術や放射線で百パーセント腫瘍を取り除けたとしても、また新たながん細胞が生まれてしまいます。生活を変えない限り、がんから逃れることはできないのです。

末期がんで見放された方が助かることがあるのはなぜか

テレビや本、周りの人たちなどから、「末期がんが治った」という話を聞いたことはありませんか？　**実際にそういうことは、よく起こります。**なぜなら、末期がんでお医者さんから見放された人々のうち、一定数が薬を使わずに、自宅で好きなことをして余生を楽しむ生活を選ぶからです。

そのため、抗がん剤や手術による免疫力や体力の低下をまぬがれることができるだけでなく、残された時間を存分に生きようという気力が免疫力をアップさせるのです。これらの相乗効果が「末期がんからの生還」というストーリーにつながるのだと思います。

若いお医者さんに、年配の人が「助けてください」とすがりつく。がんのときにはよく見られる光景ですが、あなたのがんを治すのは、他人ではなく自分自身。医師に頼っているうちは、本当の意味でがんを克服することはできません。

自分の命は自分で救うことができます。なぜならがんを本当の意味でやっつけてくれるのは、ご自身の免疫力だからです。

「○○でがんが治る」　それって本当？

「○○を食べたらがんが治った」「～の習慣でがんが消えた」という話がありますが、私は、その情報をただそのまま実践しても、効果はないと思います。たいてい、その食事や習慣を始めた方は「これで絶対にがんが治る」「これで絶対に治す」と、心の底から信じているのです。本当に心の底から、です。

私はそこがポイントだと思います。ご自身がどれだけ信じられるかが、その効果を最大限に発揮できるかどうかにつながっています。「この食べ物はこんなエネルギーがあって、私の免疫力を大幅にアップしてくれているんだ」という強い気持ちを持つことで快方に向かっていく。「これを食べて生きるんだ」と念じることで、免疫力もアップしていくのです。

治っている人はみんなプラスのエネルギーを発している

治っている人に共通しているのは、強いプラスのエネルギーがあること。よく笑う、ポジティブに考える。そして自分の命を本当に大切にする。

何か特定の食べ物や習慣ではなく、それを免疫力につなげる強い意志の力、それこそが治癒に必要なものだと思います。同じ食べ物を食べているのに効かない、というのはそういうことです。受け身で何かをしていても、半信半疑で行っていても、効果はないのです。

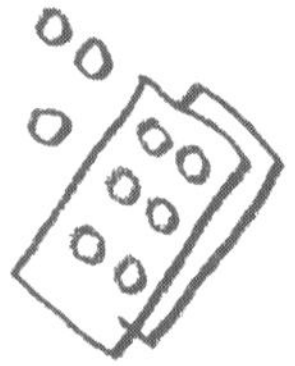

休めない人はがんになる

生活習慣病の大敵がストレスであるように、がんの大敵もストレスです。

ストレスは自律神経と深く関係しています。私たちの脳には「脳幹」という蛇やトカゲも持っている原始的な脳があり、ここが自律神経を司っています。自律神経には「交感神経」と「副交感神経」があり、これらが作用しながら私たちの生活を支えています。

交感神経はいわば車のアクセル。緊張が必要な昼間はこの交感神経が優位なため、私たちはバリバリ仕事をしたり、子育てを頑張ったりできるのです。この状態のときには、117ページでお話ししたリンパ球は少なくなります。

夕方から夜になると、ブレーキにあたる副交感神経が優位になり、私たちを眠りへと導いてくれます。この時、リンパ球は増えてくれるのです。

ストレスは緊張にあたりますから、ストレスがあるということは交感神経が優位な状態です。夜中2時まで仕事をしているといったようなことが続けば、私たちの身体はいつも交感神経に支配されることに。免疫細胞リンパ球もずっと低いままというわけです。

がんは無酸素で育つ

交感神経が優位な状態でつくられるエネルギーは「無酸素」で、副交感神経でつくられるエネルギーは「有酸素」でつくられます。

例えば100mをダッシュすることを想像してください。このような瞬発力を必要とする運動では、呼吸はほとんどしないはずです。このような緊張状態、交感神経が優位な状態では、酸素は使われません。一方、マラソンなどは「有酸素運動」といわれますが、こちらは、ゆっくり長い時間をリラックスして走ります。マラソンはたくさんの酸素を必要とします。

そして、実はがん細胞は酸素が大の苦手。ですから、副交感神経が優位の人、つまり**ゆったりとリラックスする時間を確保できている人の身体の中では、がんは大きくなることができないのです。**

リラックスする時間をとれば、がんは寄り付かない

本来副交感神経にバトンタッチするべき夕方以降、毎日残業が続いたり、夜遅くまでテレビや携帯を眺めて脳を緊張させていたり、身体によかれと思って仕事の後に運動をしたり。そういった脳や身体を常に活動させている人は、交感神経が優位な状態が続きます。**常に緊張状態でエネルギッシュに動いている人は、免疫細胞であるリンパ球の値が低く保たれるだけでなく、身体の中のがん細胞が増殖するためのエネルギーをも与えていることになるのです。**現代人が一番苦手なのは、もしかするとリラックスをすること、身体を休めることなのかもしれません。

がん細胞は今まで無限に増えると思われていましたが、「条件によっては」正常な細胞に戻ると考えられています。がんを生活習慣病と認識し、食事、運動などの生活に気をつけること。リラックスする時間を確保し、副交感神経が優位になる時間をとること。このような、毎日の過ごし方を見直し、丁寧に一日一日を過ごすことで、がんを遠ざけることができるのです。もちろん、常に気を抜いて無防備でいることがよいわけではありません。交感神経から副交感神経へのバランスのよい切り替えが大切なのです。

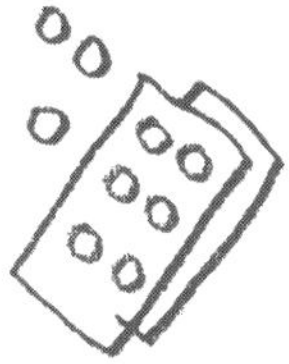

体温が低いとがんになりやすい

がんにならないためには、体温を上げることも大切です。

最近の研究では、「がん細胞は35度を好み、39・3度で死滅する」ということがわかってきました。つまり、低体温の人はがんになりやすいということです。

最近は若い人だけでなく、子どもにも低体温の子が増えてきています。私の知り合いの娘さんも「何度測っても35度台。風邪を引いて37度にもなると、フラフラしている」と言います。本来、健康な人の平熱は36・5～37・1度です。

体温が1度下がると、免疫力は13～30％下がるといわれています。今までお話ししてきたように、がんにならないためにも、なってからも免疫力は必須。特に、すでにがんになってしまった場合、いかにして免疫力を高く保てるかが勝負となります。そのため、体温の低下には十分な注意が必要です。

また、体温が1度下がると、体内酵素の働きも50％低下するといわれています。酵素に関しての詳しい説明は他章（26ページ）の通りですが、酵素の働きが悪くなると、消化にも影響が出てきます。食べ物がうまく消化吸収できなければ、身体のエネルギーが不足してしまいます。

筋肉をつけることが大切

平熱は変えられないと思っている方が多いと思います。でも、**平熱は変えられます。**大切なのは、筋肉をつけること。とりわけ身体の内部についている**インナーマッスルを鍛えることです。**といっても難しいことではありません。すぐにでもできるのがウォーキングです。インナーマッスルを鍛えるためには、有酸素運動が効果的。ですから、ジョギングや水泳、サイクリング、ヨガなどでもかまいません。インナーマッスルを効果的に鍛えるためのエクササイズは110〜111ページでご紹介しています。

病気などで寝ていなければいけない場合は、特にふくらはぎを意識したストレッチが効果的です。ふくらはぎは第二の心臓といわれるように、下半身の血液を押し戻し、血行がよくなることで、身体を温めてくれます。手をグーパーグーパーするだけでも、血行をよくすることに役立ちます。

身体を温める方法はいろいろある

また、身体を温める食べ物を食べる、シャワーではなく湯船につかる、身体を冷やすような服装をしない、といった日々の生活も大切です。また「温熱治療器」といって患部を温めることができる医療機器もあります。

がん細胞は低酸素、低体温を好みます。しっかりと酸素を身体に取り込み、血行を意識して体温を上げる。そのためには日々の生活をどのように送ればいいのかをしっかりと考えていただきたいと思います。そうすることで、がん細胞が増殖しにくい身体をつくることができるのです。

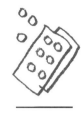

告知で免疫力がダウンする

告知義務がある現在、誰もががんの告知を受けます。**極端に言えば、その告知でがんを悪化させてしまう人がいるのです。**「もうだめだ」「もう死んでしまうんだ」とがっかりしてしまえば、身体は常にストレス状態に置かれ、交感神経が優位な状態に。免疫力も大幅にダウンしてしまいます。

また、それだけでなく実際に告知を受けると、自殺率は告知後の1年間で20倍以上に跳ね上がるという報告もあります。このような結果が出ているのを見ると、本当に告知すべきなのかどうかと疑問が湧いてきます。

2人に1人ががんになる時代。担当をされる医師にとってがんの告知はもはや日常業務になりつつあります。そのため、別室に呼ばれるでもなく、ざわついた普通の診察室で告知をされ、よけいにショックを感じる患者さんもいらっしゃいます。医師にとってはいつものことでも、患者さんにとっては一大事。そのあたりの認識のギャップは非常に大きいように感じます。

がんは生活習慣病という認識に立って

告知をされたときに「なんで私が」と思う方がとても多いようです。しかし、ほとんどの**がんは人からもらったものでも、うつされたものでもありません。**厳しい言い方かもしれませんが、今までの生活習慣の結果なのです。ですから、「今までの自分」を振り返り、生活を変えることに頭を切り替えなければなりません。決して運が悪かったわけではないのです。

もし、「がんは不治の病ではない」という認識を私たちがしっかりと持つことができれば、診察室で手短かな告知をされても、きっと受け止められると思います。「がんは不治の病」と考えること自体、がんの思うつぼ。ここは、私たちも、「がんは生活習慣病」ということをしっかりと頭において、対応していきたいものです。

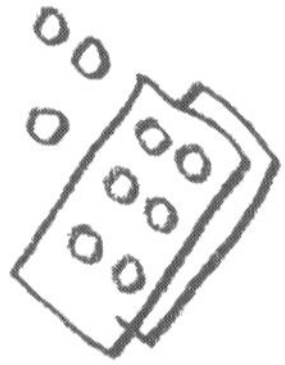

先生のために薬を飲まない

高名な先生にかかることができたと喜ぶ患者さんに、よくお会いします。特にがんのような病気の場合、名の知れた先生に診てもらいたい、というお気持ちはわかります。

たとえ同じ治療、同じ薬であったとしても、出す先生が有名ならば、よりよく効く感じがすることもあるでしょう。それ自体は決して悪いことではありません。

ただ、それが「この先生に見捨てられたらどうしよう」という感情になってしまう場合は問題です。「薬をやめるなんて、とても先生に言えない。せっかく診てもらえるようになったのに」と。これでは誰のために薬を飲んでいるのかわかりません。

病院にかかっているのは、ご自身の病気を治すためで、高名な先生に会うためではありません。がんに限ったことではありませんが、病院にかかる目的がいつの間にかおかしくなってはいないか、振り返ることは大切です。

迷ったら黒、と判断するがんの検査会社

検査会社は、「あやしいな」と思ったら「黒」という判定を出します。つまり、「がんかもしれない」という状態の検査結果でも、伝えられるときには「がんです」と伝えられる可能性があります。検査会社も後になって訴えられたりなどしたくないですし、このような判定が出やすくなるのは、仕方のないことかもしれません。

医者に尋ねる、セカンドオピニオンを求める

患者さんの中には「先生に質問をしたら悪い」と思っている方もおられます。しかし、命に関わることです。どんどん質問をしましょう。治療を受けるにしても、受けないにしても、内容がわからないままでは決定することはできません。そして、セカンドオピニオンも遠慮なく求めるようにしましょう。「先生に申し訳ない」という気持ちはいりません。そもそも、そんなことで気分を害するような医師であれば、命を預けるなんて無理ではないでしょうか。しかし、先生に質問をする人は、実際にはとても少ないのです。

脳腫瘍のための大量の抗がん剤を拒否（山下康弘さん　42歳・男性）

今から24年前18歳のときに脳腫瘍と診断されました。すぐに大学病院に入院し治療が始まりました。お医者さんからは2カ月間の放射線治療をすると説明がありました。放射線治療を始めて1カ月でピンポン球の大きさだった腫瘍がボールペンの先ほどの大きさになりました。その時先生に「こんなに小さくなったのだからもう放射線治療をやめたい」と言うと「当初の計画が2カ月だから途中で中止することはできない。残りの1カ月間は予防的な治療になる」と言われました。そして放射線を頭部ではなく喉のあたりに当て始めました。これはひどい副作用がありとてもつらいものでした。

そんな入院生活を送っていたとき、友人が見舞いにきてくれました。その1週間後、友人が亡くなったという連絡がありました。歩行中の交通事故でした。その時、僕はどん底に突き落とされた心境でした。「なんであいつが死んだんだ。なんで俺じゃないんだ」。そして僕は誓いました。「絶対に死なない。あいつの分も生きてやる」

まずは、体力をつけて一日も早く退院することを考えました。僕の病室がある8階から1階までの階段を何往復もしました。リハビリも積極的にやりました。

退院してから、一日18錠の薬が処方されました。『病院からもらった薬がわかる本』を読むと、18錠飲んでいた薬のなかに「廃人になる」と書かれているものがありました。薬のせいだと思うのですが幻聴や幻覚の症状も現れ始めました。そのことを主治医に訴えても薬は変わりません。不信感を持つようになった僕は先生を試してみることにしました。「このごろ胃がむかむかするんです」→「では胃薬を出しましょう」。「このごろ眠れないんです」→「では睡眠剤を出します」。なんの診察もすることなく僕の一言で薬はさらに増えていきました。しかも、新しい薬を出すときは必ず薬の本を調べながらなので、よけいに不信感が募りました。定期的に行われていたMＲＩ検査もいやだったので、僕は大学病院に行くことをやめました。22歳の時です。

母親が薦めてくれた病院へ転院し、できるだけ薬を飲みたくないことを伝え、減薬していきました。そしてステロイドホルモン以外の薬をやめることができました。それから食事に気を配り、質のよいビタミンCやカルシウムをとることを意識しました。ずっとウォーキングも続けています。そして、僕は今日も元気です。薬はもう何も飲んでいません。友人がくれた「生きる力」。毎日を大切にしっかり生きていきます。

前立腺がんが食事で治った（荒川太一さん　68歳・男性）

５年前、前立腺がんが見つかりました。医師からは手術を勧められましたが、その気は全くありませんでした。前立腺がんの手術をした友人から後遺症の話を聞いていたからです。前立腺の近くにある神経も切るために尿漏れや勃起不全になったというのです。

抗がん剤を使うつもりもなかったので、私はホルモン療法を選択しました。男性ホルモンをおさえる治療法ですが、３カ月くらいでものすごい「ホットフラッシュ」がやってきました。急に心臓がドキドキして汗がどっと出て、頭がカーッと熱くなるのです。妻が苦しんでいた更年期障害とはこういうものだったのかと思いました。日常生活ができないくらいひどい状態になったので、ホルモン治療は半年でやめることになりました。

そこからは食餌療法に切り替えました。がんによい食事について勉強もしました。

がんはブドウ糖が栄養源になるから、砂糖類はあまりとらないようにしました。でも糖分をとらないとイライラすることがわかったので、主食は白米をやめて玄米にしました。オメガ3の脂肪酸をとるために青魚を多く食べるようにしました。オメガ3の多いえごま油をサラダにかけて、まずは野菜から食べるようにしました。オメガ6脂肪酸が多い肉は控えました。前立腺がんには女性ホルモンとおなじ働きがあるイソフラボンがよいとのことなので、イソフラボンを多く含む大豆などの豆類も多くとりました。

食事のことを学ぶのは楽しかったので、それまで妻任せだった食材の買い出し、調理を私も一緒にするようになりました。がんと聞いてから妻との時間を大切にしようと思えるようになりました。妻もそうだったと思います。

昨年の検診では前立腺がんは消えていました。

私がしたのは食事を変えて楽しくすごしたこと。これだけです。「はじめからがんではなかったのでは?」という人もいますが、楽しく料理をすることも覚えたし、更年期のころの妻の気持ちが少しわかったので意味のある体験だったと思っています。

末期の子宮頸がんから3年元気（村本法子さん　58歳・女性）

私は担当の医師から「末期の子宮頸がんです。手の施しようもありません。手術もできません」といきなり告げられました。東京に来て40年。必死で働いてきた結果が、がんというものでした。考えた末に、仕事を辞めて郷里の佐賀に帰ることにしました。「末期で手の施しようがない」という言葉に、悔いのない余生を両親と共に過ごしたいと思ったからです。残された時間、精一杯のことをしよう。そう思った私は、がん治療のことも必死で勉強しました。

そしていくつか決まりをつくりました。一日3回お風呂に入ること。搾りたてのニンジンジュースを一日10回飲むこと。

それまで東京で忙しく仕事をしていたため、自分のために時間を使うということがありませんでした。幸い、今の自分には自分のために使う時間があります。がん対策には身体を温め体温を保持することが有効という情報から、東京にいるときはほとんどシャワーで済ませていた入浴を、一日3回湯船に入るというスタイルに変更したのです。

また、ゲルソン療法という治療法では搾りたてのニンジンジュースが有効という情報から、酵素が壊れないといわれる低速回転のジューサーを購入し、無農薬のニンジンを取り寄せ、1回に200ccの搾りたてのニンジンジュースを一日10回飲むという生活を続けました。

そして3カ月後のCT検査では子宮頸部に点々とあったがん細胞がすべて消失していたのです。担当の医師がびっくりして「今なら手術できますけど」と言ってくれましたが、もちろんお断りしました。あれから3年、私は佐賀で元気に暮らしています。

なぜ、私のがんが消えたのか。きっといろいろなことが功を奏したのだと思います。「手の施しようがない」と言われ三大治療を受けるという選択肢がなかったことで、免疫力を落とさずに済みました。また、東京での仕事を辞め、郷里の佐賀に帰ったことも大きかったと思います。仕事でのストレスがなくなり、生活環境を一新することで、免疫力がアップしたのかもしれません。

そして一日3回入浴したこと。それまでのシャワーだけの入浴では、リラックスすることや身体を温めることもできなかったのが、しっかり湯船に入ることでリラックス効果、温熱効果も期待でき、体温が上昇しました。また、ジューサーで搾ったニンジンジュースは、固い細胞壁や食物繊維が取り除かれ、素早く栄養素を消化吸収できる形になっており、これも有効だったと思います。

両親と一緒に暮らすようになり、「両親より先に死にたくない！」と強く思うようになったことも大きな要素です。この思いが免疫力を最大限に高めたのかもしれません。

薬をやめるための処方箋

患者	WAVE 太郎

宇多川久美子

処方

下記のことを知っておきましょう。

Rp.1：がんは生活習慣病。不治の病ではない
Rp.2：抗がん剤は免疫力を下げる
Rp.3：薬は正常な細胞まで攻撃する
Rp.4：三大治療には大きな副作用がある
Rp.5：自分の命は自分しか救えない
Rp.6：働き過ぎでがんになる
Rp.7：リラックスしている人の中では、
　　　がんは育たない
Rp.8：体温が低いとがんになる
Rp.9：告知でがんが悪化する
Rp.10：生活習慣を変えれば、がんは消える

備考

エクササイズの処方箋

豆の木エクササイズ

　勢いよく伸びる豆のツルをイメージ。肩甲骨を起点に腕から指先までひねりながらしっかり伸ばしていく。肩甲骨周りをほぐして、脂肪をエネルギーに換える褐色脂肪細胞を刺激する。

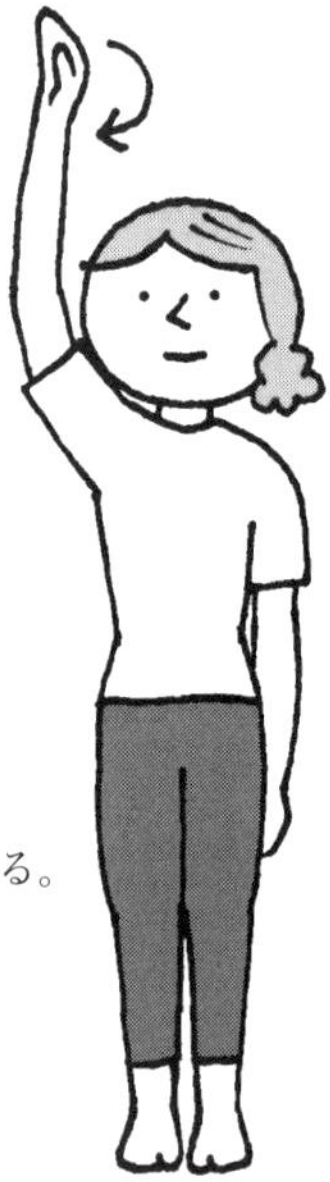

1

まっすぐに立ち、肩甲骨までを腕だと思って右腕を指先まで思い切り上に伸ばす。その際、手のひらを外側に向けひねりを加える。

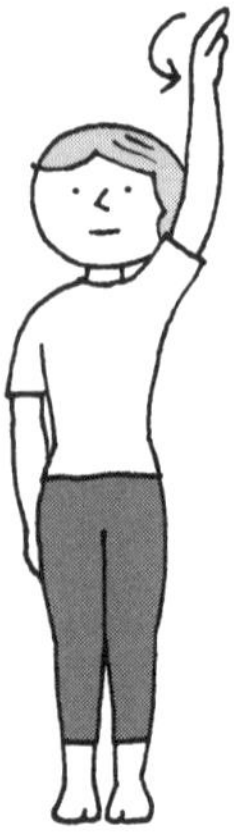

2

左腕も同様にひねりながら上に伸ばす。

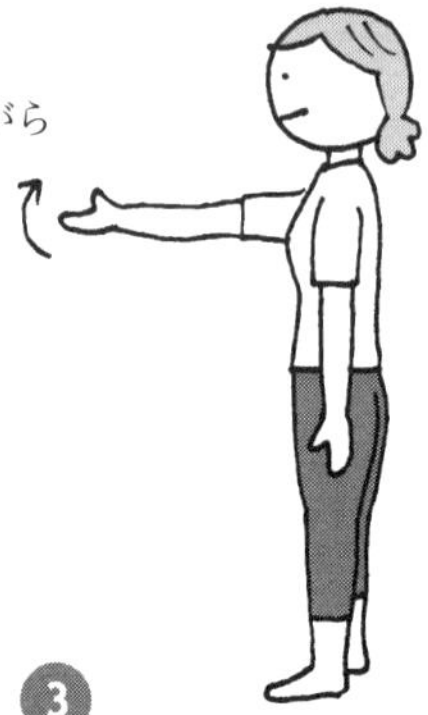

3

右腕を前に伸ばしながら手のひらが上になるようにひねる。

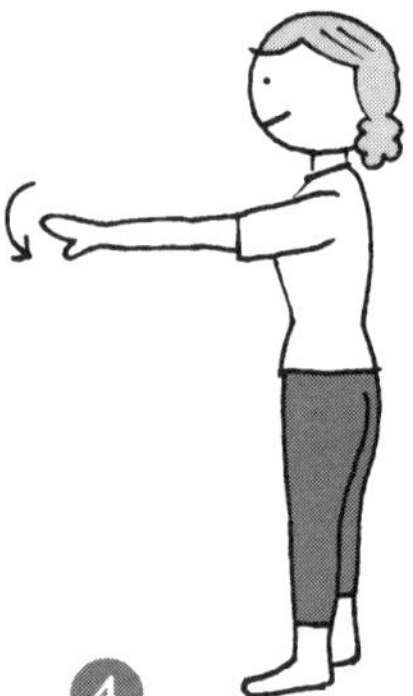

4

左腕も同様にひねる。

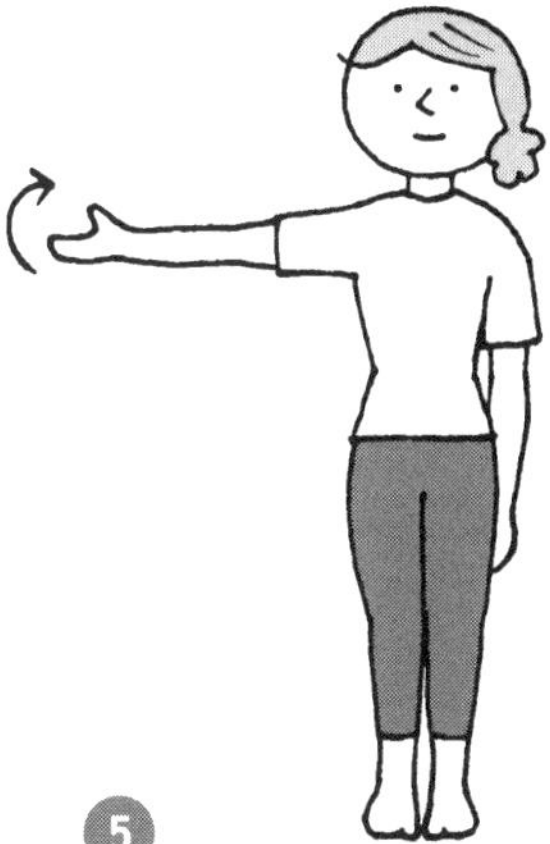

5

右腕を横に伸ばしながら
手のひらが上になるようにひねる。

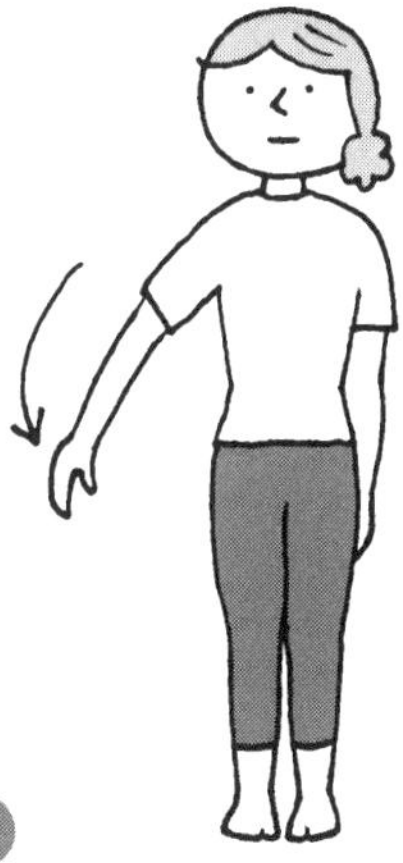

6

右腕を下にひねりながらおろす。

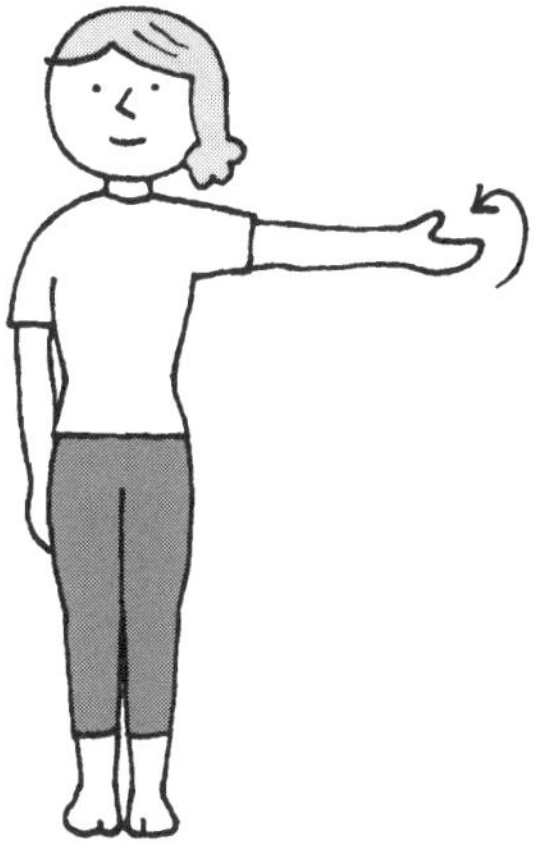

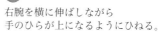

7

左腕も⑤と同様に行なう。

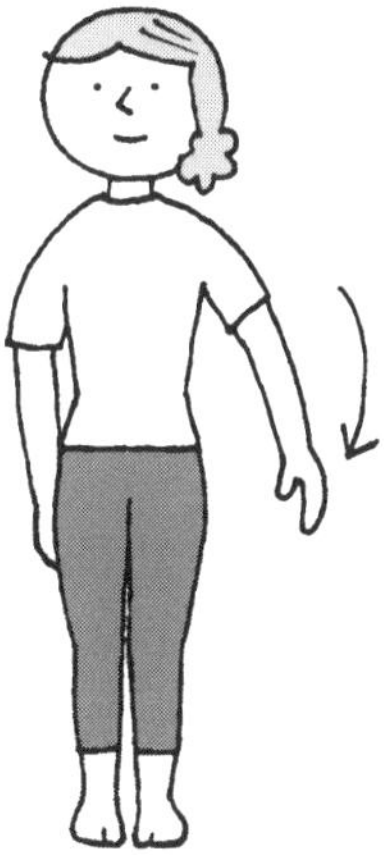

8

左腕も同様に下におろす。
①〜⑧を 10 回繰り返す。

ちょうちょエクササイズ

花のミツを吸いにくるちょうちょをイメージして肩甲骨から伸ばした羽をパタパタさせる。肩甲骨を動かすエクササイズ。褐色脂肪細胞を刺激し、エネルギーをつくるので代謝のよい、血行のよい身体作りに役立ちます。

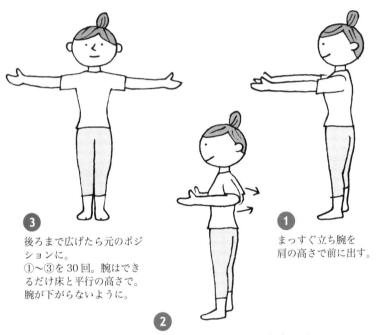

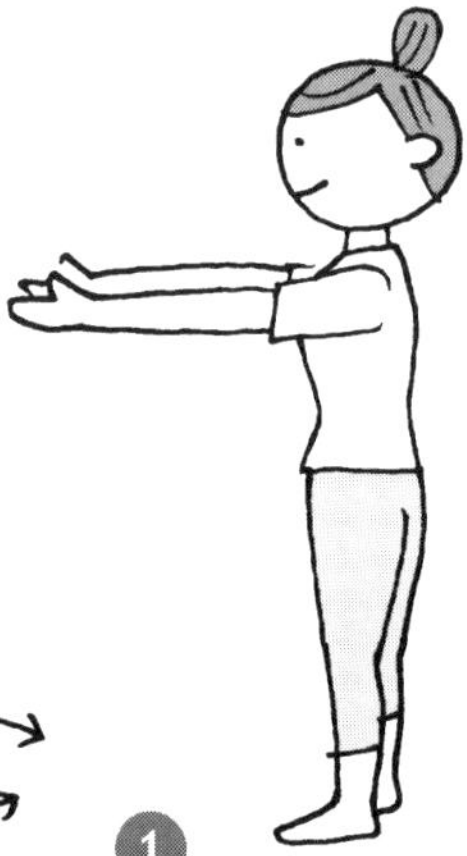

1

まっすぐ立ち腕を
肩の高さで前に出す。

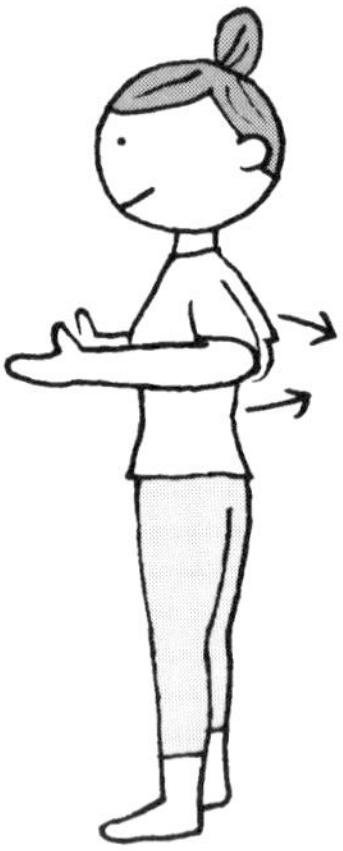

2

ちょうちょが羽を大きく広げるように
両腕を後ろに引く。肩甲骨をしっかり
動かすことを意識して。

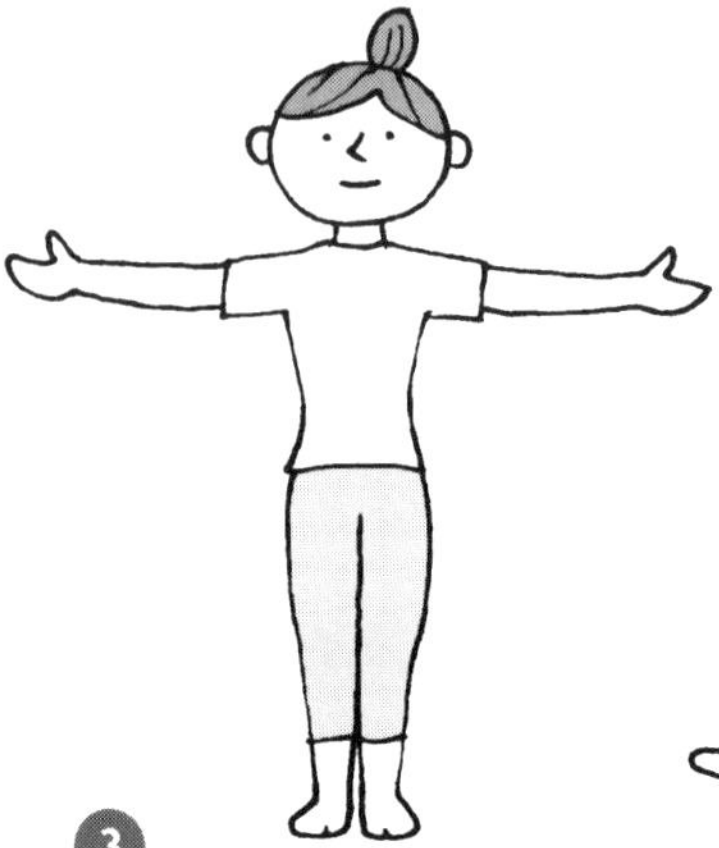

3

後ろまで広げたら元のポジションに。
①〜③を 30 回。腕はできるだけ床と平行の高さで。
腕が下がらないように。

梅干しエクササイズ

梅干しを口に入れたときのように口をすぼめ、表情筋を鍛える。すっぱい梅干しの味を想像すれば、唾液の分泌も増え、免疫力もアップ！

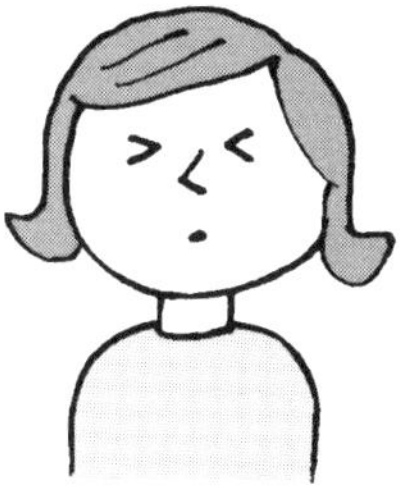

①
口に梅干しを入れたところを
想像してすっぱい顔をつくる。

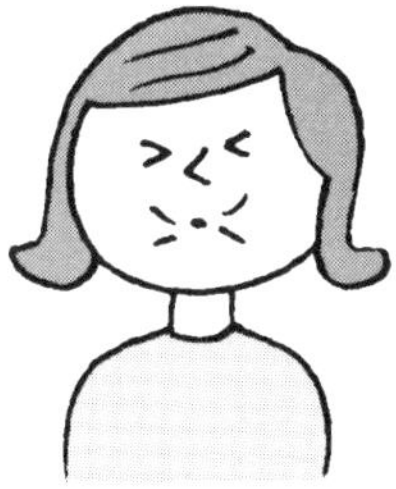

②
口をできるだけすぼめ、顔中の
筋肉を中心に寄せるイメージで。

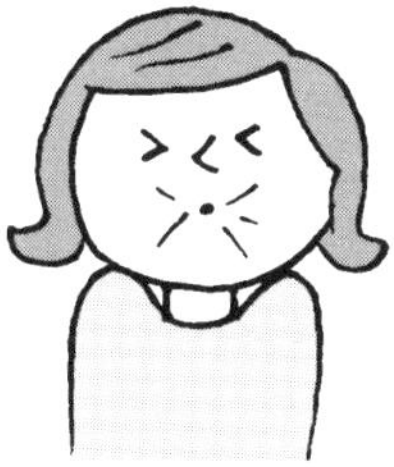

③
肩もすぼめて身体全体で
梅干しになったイメージで。

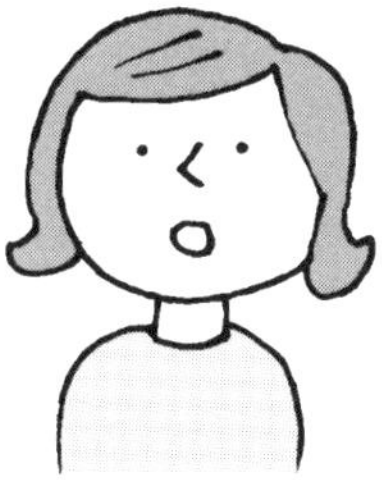

④
一気に、顔、身体の緊張を緩める。
口はパッと開ける。
①〜④を３回繰り返す。

第４章　薬が精神疾患を悪化させる

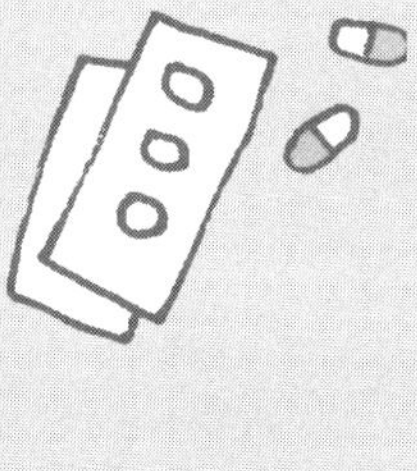

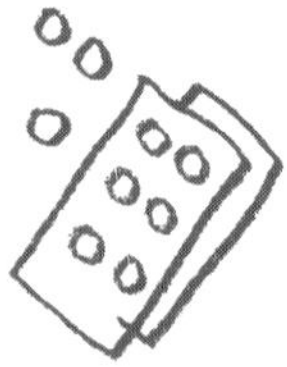

うつは薬では治らない

うつは薬では治りません。

そもそも、「うつ病」という定義自体が曖昧だからです。病院に行って、病名をつければうつ病ですが、行かなければうつ病ではないのです。

その人が本当にどのような「気持ちの程度」にあるかは、実際には測れません。そもそも気持ちの問題を病気として捉えていいのかということ自体に、私は疑問を感じています。

心の状態に、合成薬を投与すること自体おかしいのです。薬を使うハードルがあまりにも低くなっていると思います。絶望感に苛《さいな》まれているときに、薬を1錠飲んだら、気持ちが高揚したとしたら、その薬の方が怖くはありませんか。

1988年にアメリカで「プロザック」という抗うつ剤が発売された当初は、日本でも大きく取り上げられました。「プロザック」が「ハッピードラッグ」として、うつ病患者だけでなく、その使用がビジネスパーソンなどにも広がったためです。ＳＳＲＩ（選択的セロトニン再取り込み阻害剤、１５４ページ）の一種で、よく効き、副作用が非常に少ない薬とのふれこみで、アメリカだけでなく、世界中で爆発的にヒットしました。その頃の日本では、気軽に抗うつ薬を使うことに懐疑的な論調がメインでしたが、現在では話題にもならないほど抗うつ剤の使用は一般的になってきています。

恐ろしいことに、この使用は子どもにまで広がっています。しかし、長い人類の歴史を見れば、うつ病のために薬を飲むということは、始まったばかり。特に日本では最近のことです。**大人だけでなく、子どもへの投与の詳しい影響は、今薬を飲んでいる子どもたちが、今後どうなっていくかを見るまで、本当は誰にもわからないのです。**

私も薬局でたくさんの方に抗うつ剤を処方してきました。しかし**「薬が効いて元気になったよ！」という方にお会いしたことはありません。**服薬の量が増えたりさらに症状を悪化させたりする方はたくさんいたのですが。

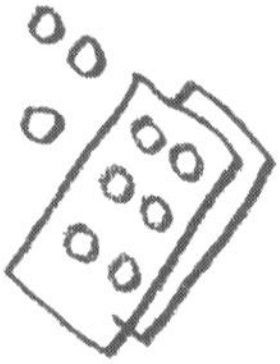

抗うつ剤の副作用は「うつ症状」

抗うつ剤の副作用は「うつ症状」です。

冗談のような話ですが、添付文書にもしっかり明記されています。現在主流の抗うつ剤は「SSRI（選択的セロトニン再取り込み阻害薬剤）」「SNRI（セロトニン・ノルアドレナリン再取り込み阻害剤）」と呼ばれるものです。

セロトニンは人が幸せを感じられるようにしてくれる物質、ノルアドレナリンはやる気や自信などを醸成してくれる物質です。「うつになってしまうのは、これらの物質を脳内にとどまらせることができないから」ということで、上記の薬を使って強制的にこれらの物質を脳内に留めておくのです。

副作用「セロトニン症候群」

この薬の主な副作用に、「セロトニン症候群」といわれるものがあります。これは、脳内のセロトニンが過剰になることによる副作用なのですが、そもそもこの薬を飲んだのは、「セロトニンが足りなかったからじゃないの?」という疑問が湧いてきます。副作用が起きてしまったのは、そもそもセロトニンは不足していなかったか、抗うつ剤が脳内にセロトニンをとどめすぎたのか……。薬というものは、身体に合わせて微調整をしてくれることがないので、このようなことが起きてしまうのです。

具体的に「パキシル」という薬のセロトニン症候群の症状を見てみると、「不安、焦燥、興奮、錯乱、幻覚……」となっています。別の抗うつ剤「ジェイゾロフト」では、「不安、焦燥、興奮、錯乱、発汗……」です。「不安や焦燥」が最初に出てきています。うつの薬を飲んで、不安や焦燥に悩まされてしまうのです。

両薬とも、添付文書には同じ注意が書いてあります。「24歳以下の患者では、自殺念慮や自殺企図の発現のリスクが抗うつ剤投与群でプラセボ群と比較して高かった」。医師はこういった副作用をしっかりと伝えることは、ほぼないでしょう。こんなことを伝えたら、薬を飲んでもらえなくなってしまいますから。でも、**薬に殺されてはたまりません。**

抗うつ剤の効果は測れない

血圧などのように測ってわかるものと違って、抗うつ剤は「本当に効いているかどうか」、誰も判断できません。数値として表れないからです。

例えば、ある抗うつ剤を飲み始めて、以前より気分が沈んだとします。それを「うつの症状が進んだ」とみるか「飲んだ薬の副作用」とみるかで、次に打つ手は変わるはずです。その判断は医師にまかされることになります。そうなると「ではもっと強い薬を出しましょう」となることは、容易に想像がつきます。

処方される薬の量も、問診で決まります。とてもつらそうに症状を訴える人には多量の薬を、そうでもなさそうなら少量を。本当にどれくらい症状が進んでいるのかは、現段階では客観的に測ることはできません（測れても怖いですが）。**その人に本当にぴったりの容量を処方するというのは、向精神薬においては至難の業なのです。**

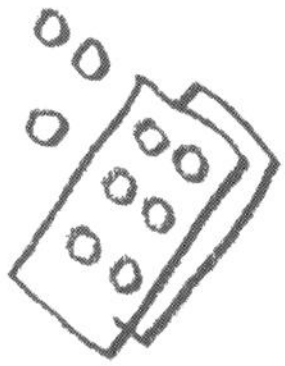

向精神薬は50%以上がプラセボ効果

抗うつ剤を増やすと、ますます元気がなくなります。

実際に薬局でうつ病の方に薬をお渡ししていたときには、十分な注意が必要でした。なぜなら常に薬の副作用で、ぼーっとしていたり、受け答えがなかったりしたからです。目の焦点が定まらない方もいました。

26ページでお話ししたように、薬が効かなかったり、以前より効果が薄れたりすると、医師は「増量」もしくは「別の薬」を使用することで対処します。これは抗うつ剤でも同じです。

ただでさえ、抗うつ剤を飲む際には、睡眠障害を防ぐための睡眠薬や、抗不安薬を同時に服用する人も多いのに、何種類かの抗うつ剤を同時に服用させられている人までいます。

一日に15錠もの薬を飲んでいる方も。かなりの眠気に悩まされるはずです。むしろ、そうではないとよけいに怖いと思います。でも、ぼーっとさせることで、自殺から遠ざけることはできても、これでは日常的な生活を送ること自体が困難です。

うつ病の人の薬を増やしても、次回お会いしたときに元気になっていた人に、会ったことはありません。**薬の増量で快方に向かうことはないのです。**

薬効よりもプラセボ効果

向精神薬では、その半分近くがプラセボ効果ではないかといわれています。つまり実際の薬効よりも、本人の「効いている」という気持ちが、症状を緩和させているというわけです。

実際、2008年の『抗うつ薬治療の統計研究』では、SSRIの効果がプラセボとあまり変わらないということが指摘されるなど、夢の薬ではないことがわかりつつあるのです。

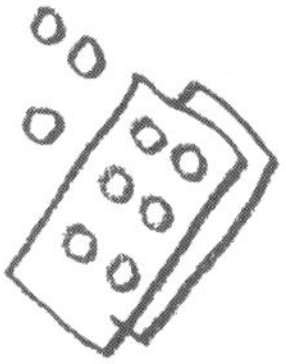

絶対に薬に手を出してはいけない

「うつは心の風邪」というキャンペーンがありました。多くの方が「では病院へ」と思われたかもしれません。これからは「だから自分で治せる」と思ってください。うつは治せます。**「うつかもしれない」と思ったときには、薬に手を出さないこと、これが一番大切です。**気分を高揚させる薬をすんなりやめるのは難しいからです。

では、何をするか。まずその日からできるのは、次のようなことです。目的は、身体を温めること、セロトニンを分泌させることです。薬ではなく自分でセロトニンを出すわけです。今すぐ、今日からできることばかりです。

・歩く。リズムよく歩く。うつむかないで歩く

・朝日を浴びる
・お風呂に入って身体を温めて、血液が流れることを実感する
・お味噌汁を飲む
・カウントして咀嚼《そしゃく》する（リズムよく咀嚼する）
・お笑いなど、自分が笑えるものに接する（何も見たくないなら口角を上げる）
・深呼吸をする

歩くこと、一定のリズムを刻むこと、笑うこと（口角を上げるだけでも）でセロトニンは分泌されます。身体を温めること、酸素を取り込むことも、うつの予防になります。

今飲んでいる薬をやめるには

多くの場合離脱症状が起きるので、必ず周りのサポートを得るようにしましょう。一緒にいてくれる家族や仲間、友だち、サポート団体に頼ることが大切です。一緒に薬をやめるよう協力してくれる医師もいます。実行に移すには勇気がいりますが、治してくれるのは薬ではありません。先ほど示したことの中から少しずつ、始めてみましょう。

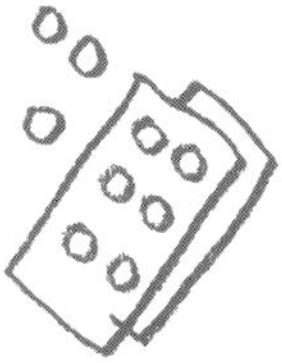

薬を飲む前にできること

環境を変えることも大きな転機となります。職場を変えた、楽な部署に異動させてもらった、旅行に出てみたなど、環境の変化がよい結果を生むこともあります。

遠回りのようですが、姿勢を矯正する（１７４ページ）ことは大切です。**うつの方は大抵猫背で、呼吸がとても浅いのです。**呼吸が浅ければ、酸素が十分に身体中に行き渡りません。特に脳は全身酸素消費量の約20％を使うといわれています。そのため、酸欠にとても弱いのです。

猫背を正して胸を開くことで、深い呼吸ができるようになります。胸を開いて深い呼吸をすれば、それだけ多くの酸素を取り込むことができ、ひいては脳に多くの酸素を送ることができるのです。酸素を送ることができるということは、同時に栄養も運ぶことができるということです。また、胸を開くというのは、精神的にもいい影響を与えます。

うつの人は筋肉がこわばり、低体温

また、うつの人は筋肉がこわばっています。これでは、代謝を上げることはできません。そうなると体温も低いままです。体温が低いということは、血流が悪いということですから、脳への酸素や栄養の補給も滞ります。

ストレッチは筋肉を柔らかくしてくれますし、可動域も広くなります。身体を滑らかに動かすことができることは大切です。また、筋肉をつけて基礎代謝を上げるとよいでしょう（１４６～１４９ページ）。基礎代謝があれば、寝ていても体温を保ってくれます。

とてもストレッチなどやる気が起きないなら、歯磨きをしている間だけ、寝る前に数分だけなど、短い時間でいいので挑戦してみてはいかがでしょうか。

食事は温かい物を食べるように意識しましょう。身体を芯から温めるためには、ぬるいお風呂にゆっくりつかるようにします。39度くらいのお湯に20分ほどつかれば、血液循環がよくなり、体温も上がります。副交感神経が優位になり安眠効果もあります。

私は薬をやめました

セロトニンを自分で増やし、薬をやめる（齋藤若葉さん　45歳・女性）

メンタルクリニックを受診したのは3年前のことです。保育士をしていて仕事の悩みから眠れないことがあり、いつも行っている内科の先生から、時々睡眠薬を処方してもらっていたのです。朝まで眠れない日もあることを相談すると先生から、「一度専門医に診てもらってはどうか」と提案されました。それでメンタルクリニックを受診したのですが、簡単な問診の後「うつ病ですね」。5種類の薬が処方されました。「私はうつ病なんだ」。睡眠薬をもらうだけのつもりが「病気」と知り、ショックを受けました。医師に言われるままに5種類の薬を服用すると朝起き上がることもできなくなり、長年勤めた保育園も辞めることに。そんな時、宇多川先生のことを知り、思い切ってたずねることにしたのです。その頃の私は、薬をしっかり飲んでいるのに症状は一向によくならず、仕事も辞め、この先どうなってしまうのだろうと不安でいっぱいの毎日でした。

私が宇多川先生に、「うつ病とうつ病ではないという違いってなんですか？」とお聞きすると、思わぬ答えが返ってきました。

「病院に行って『うつ病』と病名をつけられたかどうか、ということでしょう」

その答えに、私はとても驚きました。

まずは、薬が効いているかどうかを判断してもらいました。飲み始めてすぐの頃は、気分が明るくなり、よくなっている、と思えた時期がありましたが、結果的にはだんだん辛い症状になっていると説明をしました。

「では薬をやめる方向で考えましょう！」ということで、宇多川先生と二人三脚での断薬が始まりました。脳内のセロトニンを増やすようにつくられているうつ病の薬。薬に頼らずにセロトニンを増やす方法を試すことにしました。

まずは朝日を浴びること。朝日を浴びることでセロトニンの量が増えるそうです。

「朝つくられたセロトニンは夜には睡眠ホルモン『メラトニン』に変化するので、朝、しっかりセロトニンをつくることが睡眠薬いらずの身体になるためにとても有効ですよ」

と説明を受けました。

私は「朝まで眠れない」ということをとても気にしていたのですが、宇多川先生に「仕事を辞めた今、朝まで眠れないと困ることってありますか?」と尋ねられて、「そう言われると……ないかも」と思えるようになりました。ずいぶん気が楽になったのを覚えています。

次は歩くこと。リズムを刻むことをするとセロトニンの量が増えるということで、リズムを刻むウォーキングをするようになりました。朝できるとよりいい、ということを聞き、なるべく朝の時間に歩くようにしました。

そしてよく噛んで食べること。リズムを刻んで噛むことでセロトニンの量を増やせるといいます。深呼吸をすること。ゆっくりとしたリズムを意識して呼吸することでセロトニンの量が増えるそうです。

なぜ朝日がいいのか、なぜ歩くのがいいのかなど、きちんと説明をしてもらえたためできそうな気がしてきました。離脱症状に苦しむ日もありましたが、今はすべての薬を手放せています。宇多川先生には、「そもそも齋藤さんが飲まなきゃいけないうつ病の薬なんてなかったんですよ。ただ、まじめで几帳面な性格というだけなのですから」と言われています。

薬が増えるのが怖かった（吉川寛さん　35歳・男性）

２００９年7月7日朝、自宅のソファーから起き上がることができなくなりました。家族が驚いて、そのまま病院に連れて行かれました。それまでも、だるい日々が続いていたのですが、ソファーから起き上がれないというのは、突然のことでした。

診断は「うつ病」。そこで3種類の薬を処方されました。会社も7カ月休職することに。はじめは薬がよく効いているように思えたのですが、だんだん効きが悪くなってきました。医師に「眠れない。憂鬱だ」と訴えるとすぐに薬が6種類に増えました。問診時間が短いのに、症状を訴えるとすぐに薬が増えることが怖いと思ったのを覚えています。

調子が戻ったわけではないのですが、試しに医師の前で「最近調子がよくて！」と演技で笑ってみせたら「では薬を減らしましょう」と薬が減ったのです。自分の一言で薬が増えたり減ったりすることが不安で、友人に相談をしたら、考え方を変えてみてはどうか、と言われ、ある自己啓発の本を薦められました。

その本を読んで、「うつは自分の思考がつくっている。治すのは薬ではない。自分の考え方を変えれば治すことができる」と確信しました。そう思えたときに、20％しかなかったエネルギーが60％まで回復した気分でした。実際、かなり症状も減りました。宇多川先生には、「こんなにエネルギーがアップする薬はありませんからね。一人きりでかかえずにアドバイスをくれる友人も大切な存在ですね」と言われました。

10カ月後にはすべての薬をやめました。病院にも行っていません。禁断症状のようなものも一切ありませんでした。未来に対する不安がよぎるときもありますが、薬に頼ろうとは思いません。運動をしたり、瞑想をしたりすることで落ち着けるように自分も変わりました。病気のことを勉強した今だからわかりますが、うつ状態になったとき、気持ちのストレスだけでなく、栄養失調にも陥っていたことに気がつきました。心の健康にもバランスのとれた食事と運動がなによりも大切だと実感しています。

長年の薬を手放すことができた（神田恵さん　37歳・女性）

17歳から摂食障害である過食症で苦しんできました。

19歳で精神科を受診。安定剤と睡眠薬を処方されましたが、症状の改善はみられず、病院を転々としていました。カウンセリングも受けましたが、一向によくはなりませんでした。結局10年もの間、薬を飲んだり飲まなかったりの生活をしていたのです。眠れないので睡眠薬だけは毎日飲んでいました。

月に1回、精神科を受診する以外は家から出ない生活が2年にも及びました。30歳のとき友達が必死で誘ってくれた自己啓発の無料セミナーに参加しました。セミナー中はめまいも起こりとてもつらい状態でしたが、主催者からの「どうなりたいのか？」の質問に涙ながらに「幸せになりたい」と答えました。

そこで「幸せになるには技術が必要」と言われ、技術を磨けば幸せになれるなら、と藁《わら》にもすがる思いで学ぶことにしたのです。「これでだめなら死のう！」と決心して受講。受講の条件として「薬を飲んでいる人は受講できない」とあったので、薬をすべて断って受講しました。

それから37歳の現在まで薬は一切飲んでいません。眠れない日があっても宇多川先生のお話から薬は病気を治してくれないということを理解しているので、薬を飲みたいとは思わなくなりました。それまでは静岡に住んでいたのですが、31歳で東京にでてきました。そして32歳で結婚。環境が変わったことも病気を治すきっかけになったと思います。

今は「だれでも幸せになれる」ことを伝える仕事をしています。人生とは分からないものです。

5年間のうつ病がドラムをきっかけに（中野肇さん　42歳・男性）

5年間、うつと闘いました。

はじめは身体のだるさが抜けず、仕事の疲れだと思っていました。だんだん眠れないことが多くなり、朝起きて会社に行けなくなりました。メンタルクリニックを受診したら「うつ病」と診断されました。

3種類の薬が出されましたが症状は改善しません。それどころか、妻にひどい言葉を投げかけるようになりました。「おれなんか死んだほうがいいと思ってるんだろう」「惨めなやつだと心の中で笑ってるんだろう」。そんなことを言うつもりではないのに、口から言葉が出てしまいます。

そのうち「死にたい」という気持ちが強くなりました。薬は増えるのに気持ちは少しも楽になりませんでした。

そんな時、友人から昔やっていたバンドをまたやろう、と誘いを受けました。やる気など起きませんでしたが、実家の納屋にしまってあったドラムを持ってきてくれたのは妻でした。「もう一度叩いてみたら?」。そう言ってくれましたが、はじめは全くその気になれませんでした。毎日ドラムを眺めていてなんとなくスティックを持ちました。少し叩いてみたら気持ちが軽くなったような気がしました。そしてずっと感じていた背中のこわばりがスーッと楽になったのです。

それから友人とも練習ができるようになりました。だんだん気持ちにも変化が出てきました。死にたいという気持ちが薄れ、家族のためにもう一度人生をやり直したいと思うようになりました。

今は薬は一切飲んでいません。

宇多川先生のお話を聞いて分かったのですが、妻への暴言や自殺願望はうつの症状ではなく、薬による副作用だったのではないかと思っています。

妻とはかなり喧嘩もしましたが、僕に何を言われても離婚することなく、支えてくれたことに感謝しています。あの時妻が実家からドラムを運んでくれなかったら、今の僕はありません。

死のうと思ったときも、娘の顔をみると何とか思いとどまることができました。3歳だった娘は小学校2年生になりました。うつで苦しんだ5年間は辛い日々でしたが、その間、家族の大切さに気付かせてもらいました。うつがあったから今があります。

これからは今まで以上に、妻も娘も大切にしていきます。

薬をやめるための処方箋

患者	WAVE 太郎	宇多川久美子

処方
下記のことを知っておきましょう。 Rp.1：うつは薬では治らない Rp.2：抗うつ剤でうつになる Rp.3：抗うつ剤の効果は数値で測ることができない Rp.4：適切な処方は難しい Rp.5：向精神薬の50%がプラセボ効果 Rp.6：薬はどんどん増えていく

備考

エクササイズの処方箋

芽生えエクササイズ

　背骨を支える仙骨を立てて、身体の中心線を整える。土から生え出る双葉は生命の象徴。芽生えを意識することで気持ちも元気になれる。

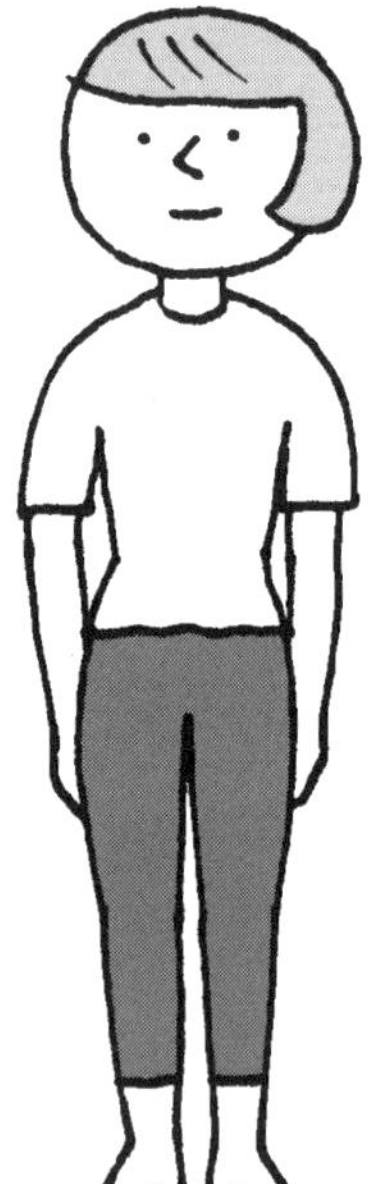

❶
足を揃えてまっすぐに立つ。

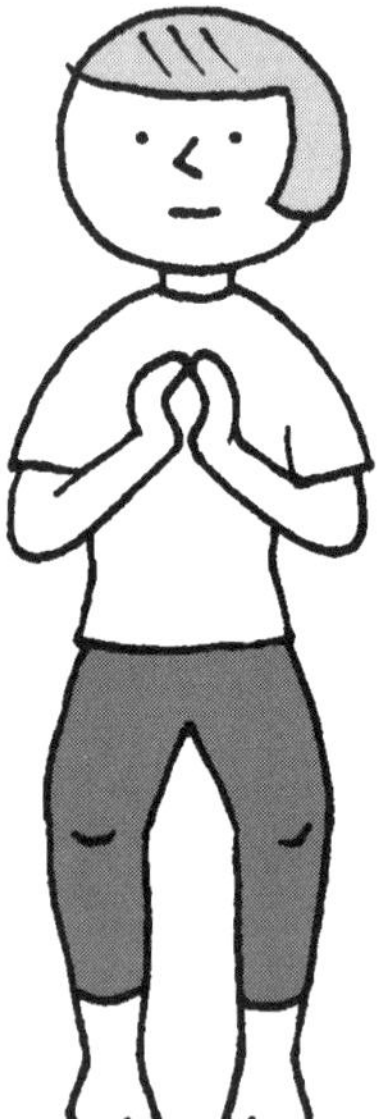

❷
腰をまっすぐ落とし、中腰になり胸の

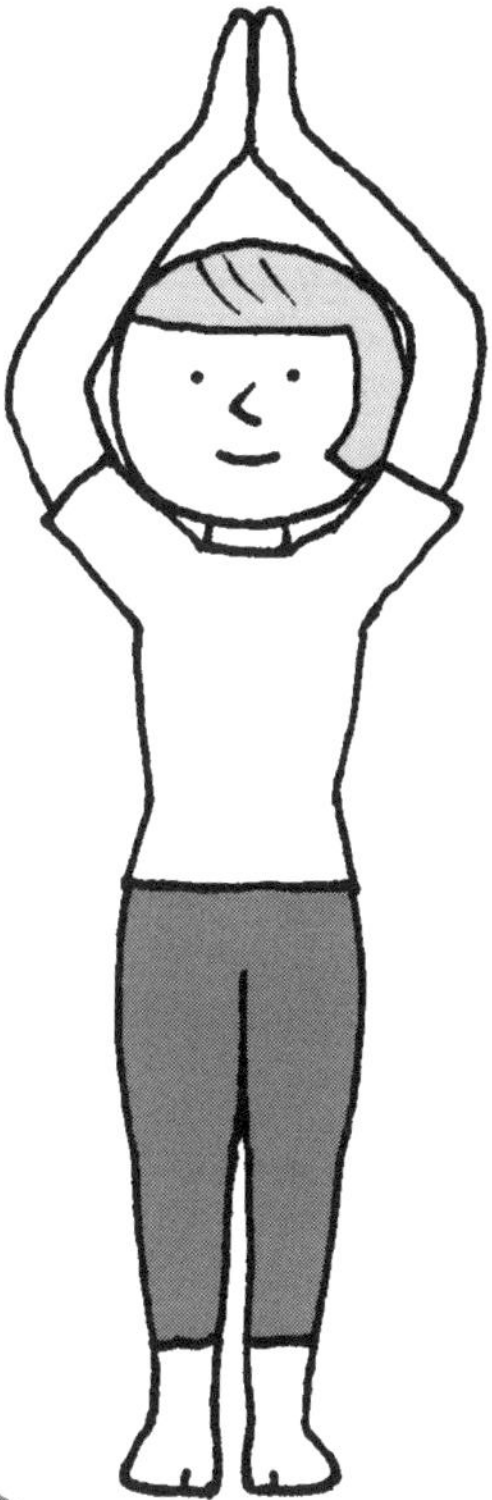

③

ひざを伸ばし腕も頭の上まで
伸ばし土からまっすぐに芽が
出るのをイメージ。

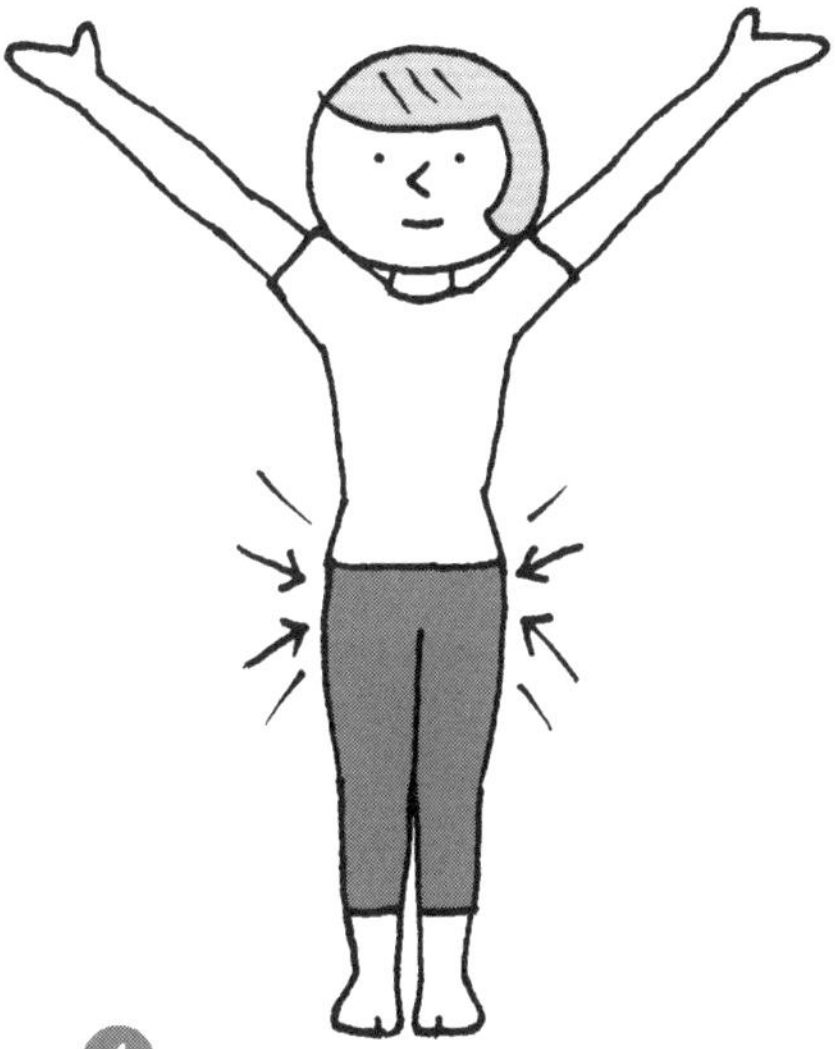

④

腕を45度程度に開き双葉が
パッと開くのをイメージ。
腕を開くのと同時にしっかり
根っこを張るイメージでお尻を
きゅっと締める。
②〜④を3回繰り返す。

たけのこエクササイズ

スクスク育つたけのこのように、身体を上向きに伸ばすエクササイズ。体側が伸びて肋骨が開かれ血行のよい身体に。

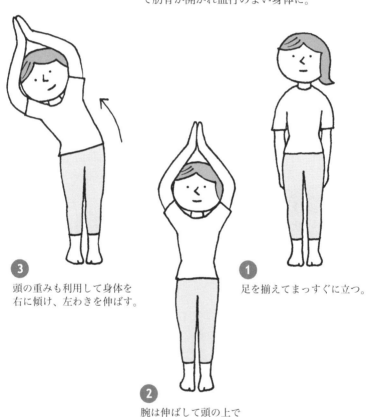

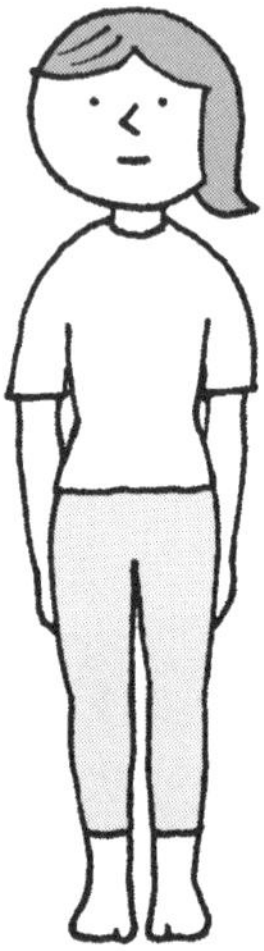

1 足を揃えてまっすぐに立つ。

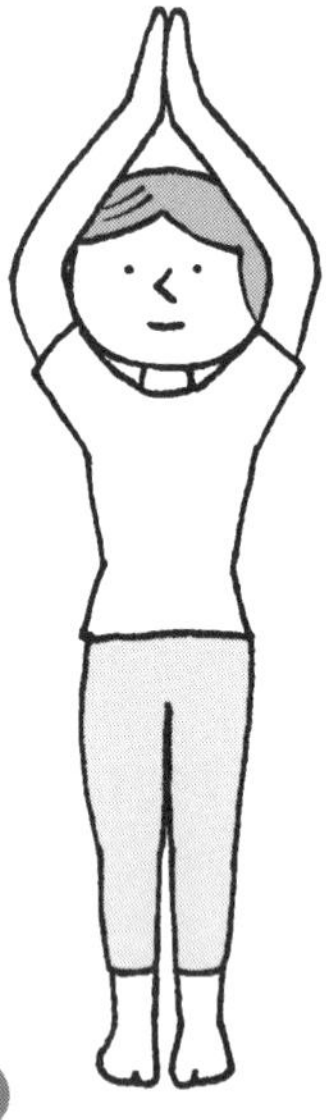

2 腕は伸ばして頭の上で手のひらを合わせる。

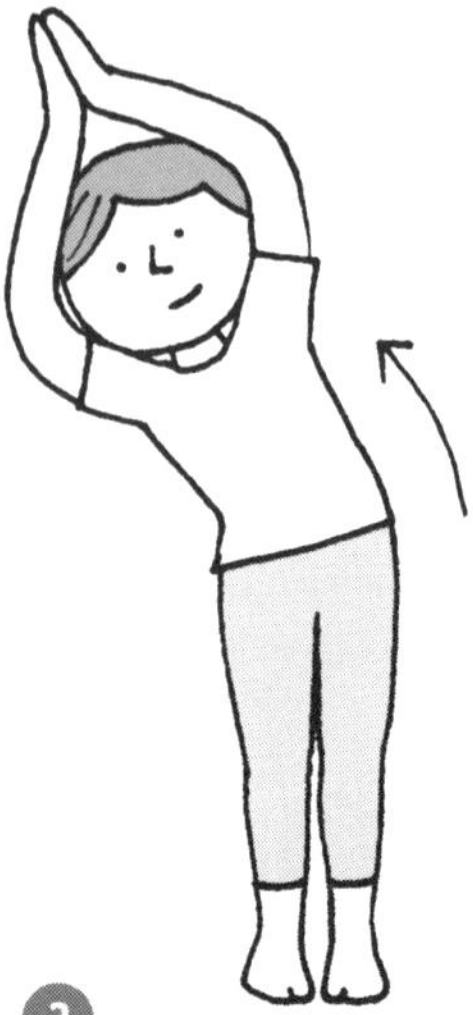

3 頭の重みも利用して身体を右に傾け、左わきを伸ばす。

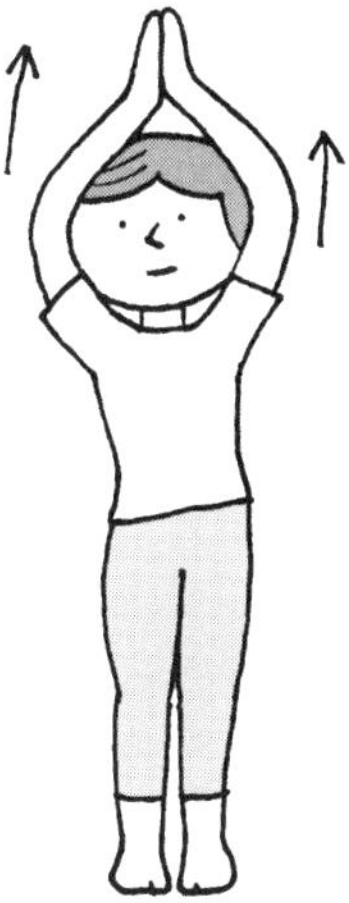

4

身体を起こし上へ上へと
身体全体を伸ばしていく。

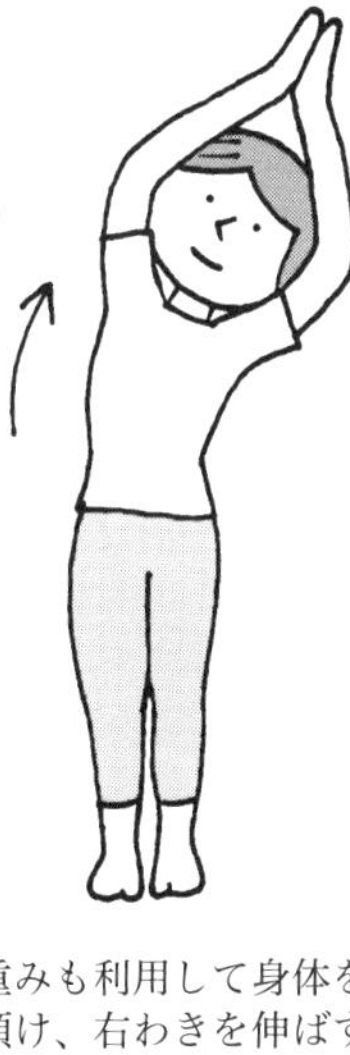

5

頭の重みも利用して身体を
左に傾け、右わきを伸ばす。

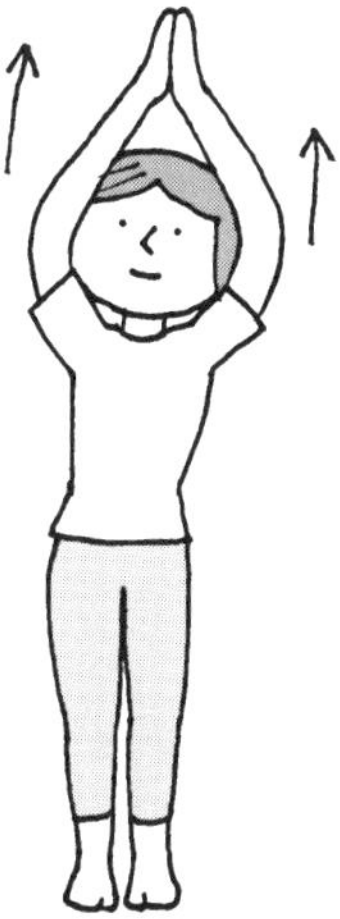

6

身体を起こし上へ上へと
身体全体を伸ばしていく。
③〜⑥を３回。たけのこが生長する
ように前より上に伸びていくのがコツ。

スキスキエクササイズ

口角を上げる口輪筋を鍛えるエクササイズ。口角を上げることで幸せホルモンのセロトニンが出る。ほうれい線が薄くなる。唾液が出る。小顔になるなどの効果もアリ。

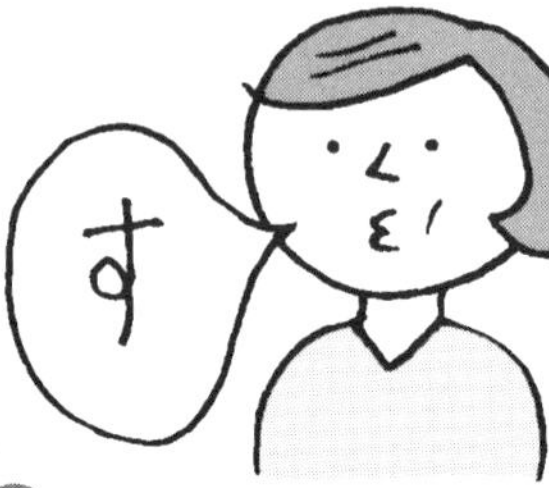

1

おちょぼ口をつくって「す」。

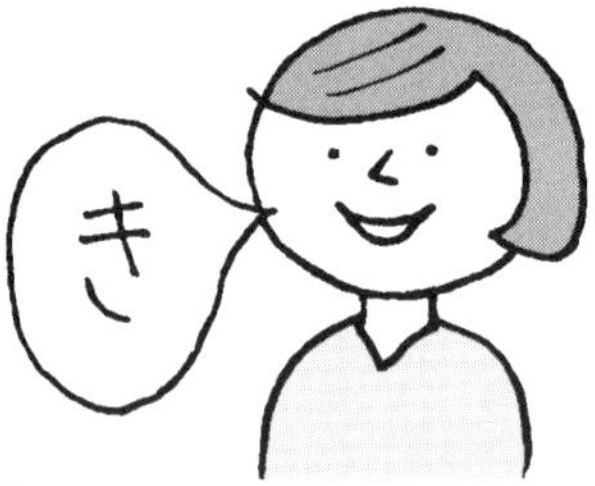

2

口角を思い切り上げて「き」。
「す」「き」をしっかり発音しながら1分間「すき」を言い続ける。

第5章　子どものための断薬

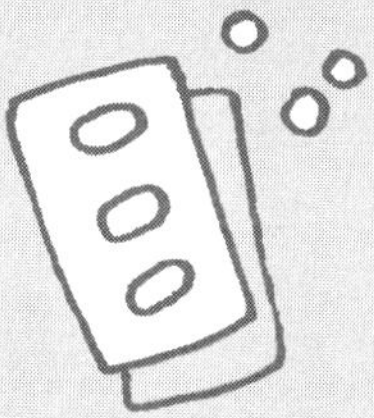

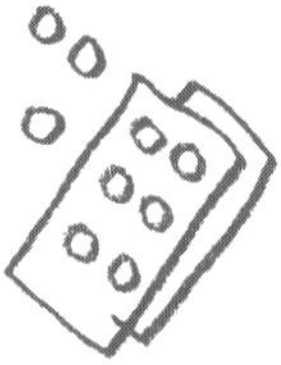

子どもの薬は常に臨床実験

私は今まで一貫して「自分の中には名医がいます」ということをお伝えしてきました。断薬するにあたって、相談できるのは医師でも薬剤師でもありません。自分の身体がどのように断薬について反応しているのかが本当にわかるのは、自分しかいないのです。

子どもに関していえば、この部分が一番難しいところです。親は本当に子どもの身体にどんな反応が起きているのかを、感じることはできませんし、小さな子どもであれば特に、言葉でそれを説明することもできません。また、子どもの命は何物にも代え難いことを考えると、どうしても「安全策」をとりたくなるもの。薬を飲ませておけば安心、ワクチンを打っておけば安心、という方向に流れてしまうのも納得できる部分はあります。

かく言う私もそんな母親の1人でした。「薬を使わない薬剤師」として働く前は、普通の母親以上に薬の効果を信じてやまない母親でした。薬局に勤めていましたから子どもに何かあればすぐに薬を処方してもらって、使っていました。ですからお母さん方の気持ちはよくわかります。でも薬の本当の姿を知った今、伝えなければならないことがたくさんあるのです。

子ども用の薬はない

薬に関していえば、子どものために開発された薬はありません。実際には、子ども用にはつくることができないのです。薬は本来、臨床試験（治験）という過程を経て、製品となります。この治験には、通常健常成人が参加し、問題がなければ、実際の現場で使われることになります。

子どもの場合、治験をすることができない（子どもで実験ができない）ので、大人の薬の量を減らすことで対応します。そのため、腎臓、肝臓の働きが不十分な子どもたちがその薬を使用して本当に大丈夫なのかは、「使ってみなければわからない」のです。

ですから**新薬は特に危険です。**どのような副作用が出るか、今出るのか、10年後、20年後に出るのか、誰にもわからないからです。

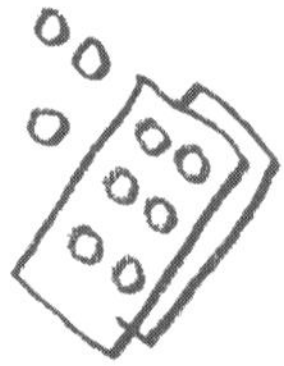

ワクチンも薬と同じくらい危険

妊娠すると、自治体から母子健康手帳をもらいます。そしてそこには、「定期接種」という「打つことが強く推奨される」予防注射と、「任意接種」という「できれば打ってくださいね」という予防注射の一覧があり、母親たちはこの欄をスタンプで埋めることに必死になります。乳児健診などで、定期接種の欄にスタンプが押されていないと、お医者さんに打つように言われ、その場でスケジュールを組まれることもあります。

ワクチンにはいろいろなものが入っている

ワクチンはなんでできているのでしょうか。副作用が少ない、ということで主流の「不活化ワクチン」は、豚やカエルを使って培養された後、腐らないように、溶けやすいように、たくさんの添加物が入れられます。その中には、**ホルマリンや水銀など、ちょっと聞きたくないような成分が含まれているものもあります。**

副作用はあまりないように思われていますが、残念ながらワクチンを打っての死亡事故は証明することが難しいため、表沙汰になることはほとんどありませんし、統計に出ることもありません。ですから私たちが思っている以上に、**実際には多くの事故があると考えた方がよいでしょう。**実際に弁護士をしているあるお母さんは「ワクチン関連の訴訟がとても多いので、自分の子にはワクチンを打っていない」と言っていました。小さな赤ちゃんの身体に化学処理を施したものを入れるのですから、副作用がまったく出ない方が不思議ですよね。

最近は予防接種を打たないことを選択するお母さんも少しずつ増えてきています。自戒を込めて言いますが、かく言う私も息子たちの予防接種は完璧にこなしました。近所に「予防注射をしない」「病院に行かない」というママ友がいたのですが、実際のところ「なんて変わった人！」「子どもがかわいくないの？」という目で見ていました。今になってわかったのは、そのママが予防注射、薬の危険性についてしっかり学び、その上で打たないことを選択していたということです。

自然感染は一生有効

では、もし予防接種をしないとしたら、どのように免疫を獲得すればいいのでしょう。この本を読んでいる皆さんの中には、「水ぼうそうのお友だちの家に、遊びに行って」水ぼうそうになったという経験のある方もいると思います。実際にその病気にかかると私たちは「生涯免疫」を得ることができます。つまり本物の免疫です。**生涯免疫を得れば、その病気にかかることはほぼありません。**（まれに複数回罹ることもあります）

しかしワクチンで得た免疫は言うなれば「かかったことにしておこう」という程度のもの。一生涯、防げるわけではありません。効果が切れてしまうことがあるのです。最近では２００７年に、20歳前後の学生の間で麻疹（はしか）が大流行し、２５０校以上の学校が休校などの対応に追われました。大人になってからの麻疹は重症化するだけでなく、精子がつくれなくなるなど男性不妊の原因にもなるため、大きな騒ぎとなりました。

集団生活を始めると、子どもはいろいろな病気をもらってきます。昔はそのようにして、生涯免疫を得ていたわけです。予防注射は子どもの生涯免疫獲得を妨げているのです。

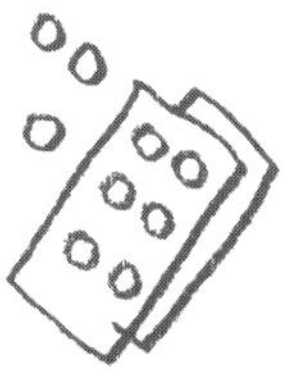

日本脳炎は「魔の病気」ではない

自分の子どもがひどい病気にかかったら……と心配になるお気持ちはわかります。でもそれが「すべての」予防接種を受ける理由には、残念ながらなりません。例えば**「日本脳炎」ですが、日本でかかる人はゼロに近いのです。**なぜなら、日本脳炎を媒介する「コガタアカイエカ」は、日本においては南の一部地域に生息しているだけだからです。その一方、**日本脳炎のワクチンで亡くなったり、重篤な後遺症が残る子どもは後を絶ちません。**実際に２００５年には、13例の副作用（うち重症４例）が認められ、多くの都道府県で接種が見送られました。

日本脳炎自体になる人が周りにいないので、いかにも「魔の病気」のように思われていますが、かかってからでも普通の免疫力があれば十分対処できる病気です。例えばデング熱。代々木公園が閉鎖されるなど、マスコミが煽り大騒ぎにはなりましたが、亡くなった人は誰もいませんでした。厚生労働省が２０１４年10月末日に発表した患者数は１６０人でしたが、実際に蚊に刺されて感染した人は２万〜３万人いたと思います。

感染と発症は違います。感染しても（蚊に刺されても）、発症しなければなんの問題もありません。中には「夏風邪を引いた」と言って済ませた方も多いと思います。また、発症したからといって、すぐに死に至るわけではないのです。

免疫力があれば、大丈夫

デング熱にしても、日本脳炎にしても、蚊に刺されないようにするというのは難しいことです。それよりも、日々の食事や運動に気を配り、免疫力を上げておくほうがはるかに得策ではないでしょうか。**免疫力が強ければ、発症をまぬがれるでしょうし、たとえ発症したとしても重篤化することはありません。**

病気になることは、悪いことばかりではありません。確かに感染をして発症すれば、熱が出たり、発疹が出たり、リンパ節がはれたりつらいことでしょう。でも子どもの身体はそれらの病気を通じて、免疫力をアップするようにできているのです。

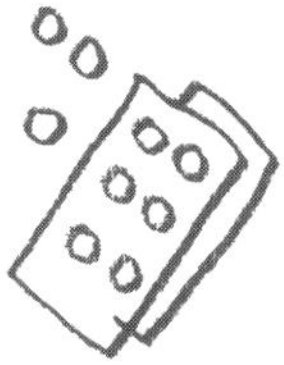

新しいワクチンは危険がいっぱい

ワクチンは新しいものがどんどん出てきています。

例えば肺炎球菌ワクチン。肺炎は死亡原因、2位に上昇し、現在流行しているような印象があるかもしれません。しかし、実際には肺炎球菌の菌自体が悪質になったわけでも、感染が拡大しているわけでもありません。がんで亡くなる人の死因の多くが肺炎という理由から、統計上増えた数字です。つまりがんで亡くなる方からもたらされた統計上の数字なのです。

本当に怖い子宮頸がんワクチン

子宮頸がん予防ワクチンは、14歳の少女が接種2日後に死亡したことから大きな問題になりました。厚生労働省の専門家委員会はワクチンとの因果関係を否定していますが、子宮頸がんワクチンはその他にも、けいれん、歩行困難、アナフィラキシーショックなど、多くの重篤な副作用を起こしています。あまりに副作用が多いため、現在ではこのワクチンは厚生労働省により「積極的な接種勧奨の差し控え」とされています。

このワクチンは、アメリカ、イギリスから輸入されたものです。ワクチンが効くとされる「ヒトパピローマウイルス」には、何十種類もの型があり、この輸入ワクチンがカバーするのは、イギリスで主流の16型、18型のみ。日本でのカバー率は60％程度です。

実は8割〜9割の女性が、このウイルスを持っているといわれています。**多くの女性が、感染はしているけれども、発症はしていない状況。**ありふれたウイルスなのです。十分な免疫力があれば、身体の中のＮＫ細胞などが、これらのウイルスをやっつけてくれるのですが、免疫力が下がるとウイルスの活動が活発になり、がんの発症につながります。

子宮頸がんがはやっていると聞くと、まるでウイルスの活動が活発になったかのように勘違いし、「ではワクチンを」というお気持ちになるのかもしれませんが、もう一つの側面があることを私たちはすっかり忘れています。**ウイルスが元気になったのではなく、女性の免疫力が下がっているのです。**それこそが子宮頸がんが増えている本当の理由です。

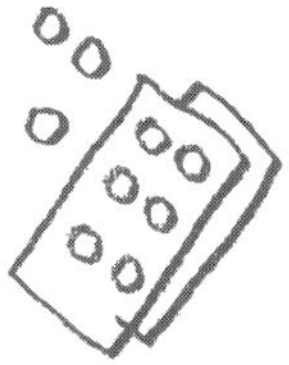

インフルエンザワクチンは「賭け」

冬になるとインフルエンザのワクチンの話になります。ママたちの間でも、打ったか、打たないかと話題になりますし、幼稚園や保育園にもその旨を申告する必要がありますね。打っても毎年インフルエンザにかかる方も大勢います。それなのに、なぜ打ち続けているか考えたことはあるでしょうか？　打っておけば「軽く済むから」というのが一つの理由ですが、本当でしょうか。

ワクチンを打ったから軽い、と思い込んでいる方はとても多いのですが、高熱が出ないままでは、身体の中のウイルスを退治することができず、ダラダラと症状が長引いてしまいます。**高熱はウイルスを退治するために必要な身体の防御反応です。**熱が出ること自体が回復への第一歩といってもいいでしょう。

減っている「インフルエンザ脳症」

子どもにワクチンを打たせる理由の一つに、「インフルエンザ脳症が怖い」ということがあります。一昔前は、「インフルエンザに合わない解熱剤がある」という認知がされていなかったために、そういった薬が処方されたり、個人で薬局で買うなどして脳症を引き起こすことも多かったと考えられます。現在では、病院では「アセトアミノフェン（カロナール）」しか出さないため、インフルエンザ脳症はずいぶんと減っています。ですからむやみに怖がる必要はないのです。

インフルエンザの検査に行く必要はない

ママたちから多い質問の一つに、「いつ検査に行けばいいのですか？」というものがあります。なぜなら、熱が出たばかりだとウイルスが検出されず、場合によっては連日病院に検査に行くことになるからです。

私の答えは、「病院には行かない」です。熱の出始め、高くなったときには、安静が大切です。それを検査のために何度も病院に連れて行くのでは、悪化こそすれよいことは何もありません。**「いつ行くか」ではなく、「行かずに家で安静に」**がベストです。

しかし、こんな声も聞こえてきます。インフルエンザなら学校で「公欠」になるというのです。インフルエンザなら欠席にならないという制度が不思議ですが、こうした規則が病院に向かわせる見えない原因になっています。

もう一つ、予防注射へ駆り立てるのは、社会的な圧力かもしれません。

周りが打っている中で、「子どもに打たせない」と言うのは、相当な勇気がいるものです。しかし、ワクチンという不活性化したウイルスを子どもの身体に入れるわけですから、そこには慎重な判断が必要です。

証明書の発行のために病院に行かなければならないことも多く、治った子どもをウイルスが蔓延している病院に連れて行くという話もよく聞きます。本来注目すべき「子どもの健康」という部分がなおざりになり、園や学校に申告が必要だから、周りが打っているから、という理由で漫然と打ってしまうということは、決していいことではありません。またインフルエンザワクチン自体、「今年はこんな型が流行るだろう」という**予測でつくられているものなので、その「型」の予測が外れると、効果は著しく低下します。**ワクチンを打ってもかかってしまうのはそのためです。

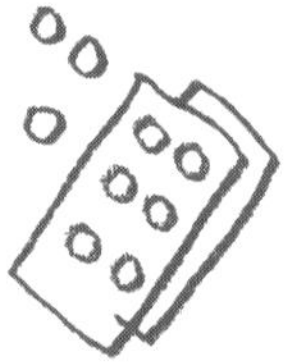

風邪が薬依存の始まり

先にも言いましたが、風邪はウイルスによって引き起こされます。そしてウイルスに効く薬はありません。病院に行くと「では抗生剤を」とよく言われますが、これはウイルスを殺してはくれません。細菌による肺炎などの2次感染を予防しているだけ。子どもの医療費が無料の日本だから、こういった必要のない薬がどんどん処方されています。

免疫力アップにつながる

確かに風邪はつらいです。熱、鼻水、咳。見ているとなんとかしてあげたくなるのもわかります。でも、それぞれの症状の見方をちょっと変えてみると、違う世界が見えてきます。高熱はウイルスを殺してくれますし、このように熱を出すことは子どもの免疫力を強くしてくれます。つまり風邪を通して、子どもの免疫力はアップするわけです。咳や鼻水は、ウイルスを身体の外に排出してくれます。

薬でそれらの作用をとめてしまえば、身体が自ら治ろうとする力にストップをかけてしまいます。薬より大切なのは「安静」。**「風邪＝病院」ではなく、「風邪＝安静」と考え方を変えるだけで、お子さんの体調は何日も早く回復するはずです。**

ただ、咳がひどくてまったく眠れない、熱が高すぎてけいれんが出た、というようなときには対処が必要です。症状が安静を脅かすのであれば、薬で抑えるというのは正しい薬の使い方です。

風邪が病院通いのスタート

風邪くらい治せなかったら、免疫力は育ちません。子どもはこれから先、自分の身体を自分で治すために必要な免疫力を獲得していかなくてはなりません。そのために親ができることは、病院に連れて行き薬を飲ませることではないのです。

小さい頃から風邪で病院通いをしていた子どもは、大人になってもすぐに病院に行くようになります。つまり**風邪が薬漬けのスタートなのです。**

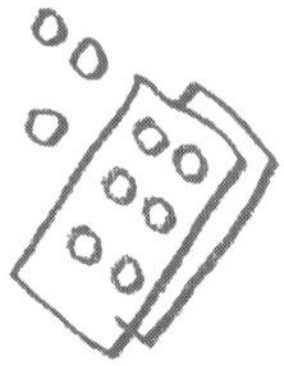

生活習慣病の子どもは「大切な顧客」

子どもの生活習慣病が増えています。生活習慣病は薬では治せないことはお話ししてきた通りですが、これは子どもでも同じです。子どもの生活習慣は、子ども1人でできたものではありませんので、これは**家族全体として取り組まなければならない問題です。**

確かに食生活を変え、運動をし、規則正しい生活を家族に強いるより、子どもに薬を飲ませる方が簡単かもしれません。でも、同じ「薬を飲む」といっても、生活習慣病の薬を飲むのと、風邪薬を飲むのとでは、まったく次元が違うのです。

一生のおつきあい

生活習慣病の薬は「一生のおつきあい」といわれています。これが60歳から始まるのと、

10歳から始まるのとでは、「一生」の長さがあまりにも違います。大人でさえ生活習慣病に投薬が始まったのは最近のことですから、これらの薬を数十年という単位で飲み続けて副作用がないかどうかは、誰にもわかりません。まさに、**現在飲んでいる子どもたちにおいて、臨床実験中ということなのです。**

そして生活習慣病の子どもというのは、製薬会社にとってはまたとない「顧客」です。高価な薬を数十年も安定して消費してくれる……。この分野の「顧客開拓」に、力を入れないはずがありません。

「子ども向け」につくられた薬はありませんから（180ページ）、生活習慣病の薬も、大人用のものを「少し減らして」使っています。「体重が25kgだから、大人の錠剤を半分に割って」子供用とするのです。薬を解毒するのは肝臓ですが、**大人と同じ薬を長期間用いて、発育中の子どもの肝臓がそれに耐えられるかどうかはわかりません。**

風邪薬を飲むような感覚で、生活習慣病の薬を飲み始めるのはやめましょう。風邪なら1週間ですが、生活習慣病の薬は子どもなら50年、60年、70年と飲み続けることになるのです。そして、副作用が明らかになったときには、あなたは子どものそばにいてあげることができないかもしれません。

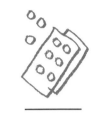

子どもの精神疾患に薬の恐怖

薬へのハードルが低くなっているのをいろいろな場面で感じますが、それは精神疾患に関しても同じです。**子どもに向精神薬を飲ませることに対する抵抗感がなくなっているのを感じます。**

クラス担任は、授業を円滑に運営するためにも、少しでも子どもが落ち着いてくれた方がいいと考え「病院に行ってみてはいかがですか？」と提案します。親も「飲ませてあげた方がいいのかしら」と思うようになります。そもそも薬自体に抵抗がないので、投薬が子どものためと思えてくるようです。でも、本当であればそれは最後の選択肢であってほしい。そうは思いませんか？

「今」ではなく、「一生」を大切に

先生も親も目の前の「今」しか見ていないように思えます。「今、授業中に立ち歩くのをなんとかしなきゃ」というように。でも、果たしてその子の一生を考えた場合、投薬がベストでしょうか。気持ちや性質をどうにかするということは、脳の中枢に働きかけるということです。**そのような薬を未熟な子どもの脳に入れて、平気なわけがありません。**

ちょっとしたつまずきは、誰にもあります。それが問題行動とうつる場合もあるでしょう。ただそこで薬を飲ませていいのでしょうか。担任がかわるだけで、まるで嘘のようにその子の「病気」がなくなるように、クラスが、学校が、環境がかわるだけで、大きく変化することがあるはずです。担任が合わないなら年度が替わるのを見守る、学校が合わないなら転校する。とにかく薬は、あらゆる手を尽くした後の最後の手段にしませんか？

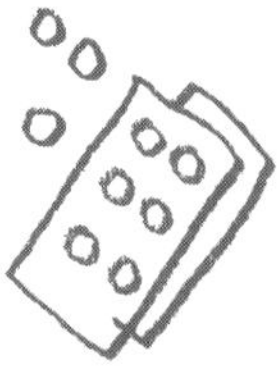

才能も病気扱いされている

現在の幼稚園や保育園、学校では、担任の先生に余裕がありません。そんな中、**「才能や個性」が病気にされている現状があります。**

何かに執着してしまう子は、集団生活が苦手なことがあります。しかし、それは**疾患でもなんでもなく、子どもの個性や才能です。**その部分をとって問題視し、「病院へ」というのは、本当に子どものためでしょうか。単に大人の都合ではないですか。

「子どもを精神科に行かせる」ということは、実はとてもハードルが高いことであるべきなのに、どんどんそのハードルが低くなっています。「薬を飲ませてあげた方が、その子のためなのでは」という風潮には、大きな危機感を覚えます。

まだ完成されていない子どもの脳の中枢に作用する薬を投与するということを、真剣に考えた方がいいと思います。たとえそれで今クラスで立ち歩かなくなったとしても、代わりにもっと大切なもの、個性や才能、その子の将来を失ってしまうかもしれません。

昔はなかった「発達障害」

「発達障害」という「病気」も、昔はありませんでした。授業中に立ち歩く子はもちろんいました。大人になって同窓会に行くと、そんな子が立派な社会人になっていたりして。大人になってその「障害」が自然に治るのなら、今の子どもたちだってそれは同じです。落ち着いていられない子の行動は、なんらかのメッセージとは考えられないでしょうか。

アメリカでは20年ほど前に子どもの精神疾患に対する投薬が始まりました。そして現在、銃の乱射事件などを起こす子と投薬との関連が明らかになりつつあります。

薬を自ら飲みたがる子もいます。そうすると親としては「子どもが飲みたがっているから」「飲んだ方が楽なようだから」と飲ませることも多いようです。でも、薬を飲むことを、親や担任やお医者さんが「期待」したり「肯定」したりしたら、子どもは進んで飲むのではないでしょうか。「飲んだ方がいいのに」と言われ続けたら、それが自分の意志だと勘違いしてもおかしくはないのです。

子どもの薬をやめるための処方箋

患者	WAVE 太郎	宇多川久美子

処方

下記のことを知っておきましょう。

Rp.1：子どものために開発された薬はない
Rp.2：新薬は特に危険
Rp.3：ワクチンで得た免疫の効果は切れることがある
Rp.4：免疫力があれば、大事にはならない
Rp.5：新しいワクチンは危険がいっぱい
Rp.6：インフルエンザワクチンは賭けである
Rp.7：インフルエンザで病院に行く必要はない
Rp.8：風邪を引くことで免疫力がアップする
Rp.9：才能のある子が病気扱いされている

備考

おわりに

断薬とは、減薬とは

最後にもう一度、断薬、そして減薬についてまとめてみたいと思います。

お話ししてきたように、断薬は必ず生活習慣の改善とセットで行われなければなりません。ですから、それなりの時間がかかることを覚悟しておかなければなりません。数年、数十年もの間、飲み続けた薬をやめるのには、少なくとも半年、1年といった時間が必要です。生活習慣改善の効果が身体に表れるのにも、それなりの日数がかかります。

ですから、数日、数週間で断薬が達成できなかったとしても、決してあせらずつづけてください。

薬を一気にやめることには、危険が伴います。複数の薬を一気にやめるような局面では、とくにそうです。例えば、複数の薬を飲んでいる患者さんにある重篤な副作用が出た場合、医師の管理のもと入院して、全ての薬をストップすることがあります。これは、その副作用がどの薬から生じたのかを見るための処置ですが、思い切った断薬にはそれほどのリスクがあることを知っておかなければなりません。

減薬からの断薬

実際には、少しずつ薬を減らしていくことから始める人は多いかもしれません。「減薬」です。一日3回だった薬を2回にしてみる、2錠飲んでいたのを1錠にするなど、方法はさまざまです。ご自身の身体とよく相談をしつつ減らしてみるというのは、断薬につながる第一歩になるでしょう。

命にかかわらない薬なら一気にやめることも

その薬が命にかかわらないものであれば、一気にやめることも可能です。例えば、花粉症の薬。突然やめたとしても、命に別状はありません。実際に、私の周りでもやめた人はたくさんいます。

サプリメント、貼り薬、塗り薬など

本格的な断薬に入る前に、やめられるものがたくさんある方もいると思います。

サプリメント、貼り薬、塗り薬、目薬……などなど。インフルエンザの予防注射もそうですね。そういった身の回りの小さなことからやめてみるのもいいでしょう。


断薬というと何やら大げさに響くかもしれませんが、できることはたくさんあります。

まずは、薬を使わない、気軽に病院に行かないということから、始めてはいかがでしょうか。

エピローグ

最後に、私の心に深く残っているお話をさせてください。

当時7歳だったあきひこ君は、白血病が進行しベッドから起き上がることもできない状態でした。あきひこ君の一番の願いは、大好きな『ドラゴンボール』の映画を映画館で観ること。主治医の先生も看護師さんたちも、その願いを叶えるべく必死に治療を試みましたが、外出するだけの体力を取り戻すことができずにいました。

お父さんは、何かできることはないかと、悟空の声を担当されている声優の野沢雅子さんに手紙を出したのです。末期がんの息子が映画に行きたがっているが、とても叶いそうにない。せめて息子のためにサインをいただけないか、と。

その手紙を受け取った野沢さんは、サインだけでなく、あきひこ君宛にカセットテープを用意しました。そこには悟空の声でこう吹き込まれていました。

「あきひこ君！　映画館で待ってるぜ！」

2カ月後、野沢さんの元にあきひこ君のお父さんから手紙が届きました。

「野沢さん、悟空の声での呼びかけ、ありがとうございました。悟空の声を聞いて、息子に奇跡が起きました。なんと息子はベッドから起き上がり、映画館で『ドラゴンボール』を観ることができたのです。そのすばらしい思い出を胸に息子は天国へ旅立ちました。息子へのかけがえのないプレゼントに心から感謝します。本当にありがとうございました」

そして、その封筒にはもう一通の手紙が添えられていました。それはあきひこ君の主治医の先生からのものでした。

「野沢雅子さま
私たちは悟空の声を聞いて目を輝かせ起き上がるあきひこ君を目の当たりにしました。私たちがなんとか生きる力を取り戻してもらいたいとあの手この手を尽くしても、叶わなかったのに、あなたのたった一言がそれを叶えてしまいました。その力とはいったいなんなのですか？　私たちにはわからないその力に心から敬意を表します」

私は免疫力について考えるとき、野沢雅子さんからお聞きしたこの話をいつも思い出します。生きる力を生み出すのは、薬などではなく、その人自身の力だと思うのです。「生きたい」という強い思いは、たとえ命の灯が燃え尽きそうなときであってもその炎に力を与えることができるのです。

もちろんすべての命が助かるわけでも、皆が必ず寿命を全うできるわけでもありません。しかし、よりよく生きようと思い、そのために自分の生活を変えることができれば、多くの方は後悔なく人生の終わりを迎えることができるはずです。

断薬することに不安があるかもしれません。怖いこともあるでしょう。でも、ご自身の身体の声を聞き、身体と対話を重ねることができれば、必ず断薬することができます。そして断薬の効果は、必ずあなた自身の健康という形で返ってくるのです。

最後まで読んでくださった読者の皆様に心からお礼申し上げます。この本が断薬のきっかけとなることを心から願ってペンをおきます。

【参考文献】

・『健康診断の「基準値ありき」にモノ申す』（週刊東洋経済 2014年9月8日）
・「脂質異常症ホームページへようこそ」（厚生労働省）
・「平成26年4月4日の日本人間ドック学会からの健診基準値に対する日本動脈硬化学会の見解」（一般社団法人 日本動脈硬化学会理事会）
・『健康診断に新基準を提言、正常値「緩めるべき」と専門家委員会』（The Huffington Post 2014年4月5日）
・「女性の脂質異常症をどう捉えるか。必要のない薬が年間で2100億円もつかわれている？」（ミドルエイジからの健康と医療　NPO法人女性の健康とメノポーズ協会）
・「高齢化社会の食生活　脂質異常症」（ニッスイ）
・『妊娠体質になりたい人は肉を食べなさい』（森谷宣朋　CCCメディアハウス）
・平成18年国民健康・栄養調査（厚生労働省）
・『糖尿病患者のための！　糖質制限食パーフェクトガイド』（江部康二　東洋経済新報社）
・Action to Control Cardiovascular Risk in Diabetes Study Group et al.：Effects of intensive glucose lowering in type 2 diabetes. N Engl J Med 358. 2545-2559. 2008.
・Ceriello A1, Esposito K, Piconi L, et al.: Oscillating glucose is more deleterious to endothelial function and oxidative stress than mean glucose in normal and type 2 diabetic patients. Diabetes. 57. 1349-1354. 2008.
・Takeshi Hirayama : Life-style and mortality : a large-scale census-based cohort study in Japan, S Karger Pub.1990.
・「死亡順位別にみた死亡数・死亡率の年次推移」人口動態統計年報（厚生労働省）
・「インフルエンザ脳炎・脳症における解熱剤の影響について」（日本小児科学会）
・「がんを防ぐための新12か条」（がん研究振興財団）
・Yamauchi T, Inagaki M, Yonemoto N, et al.:Death by suicide and other externally caused injuries following a cancer diagnosis: the Japan Public Health Center-based Prospective Study. Psychooncology 23. 1034-1041, 2014.

●薬の情報は下記サイトで調べることができます。
・独立行政法人　医薬品医療機器総合機構
http://www.info.pmda.go.jp/psearch/html/menu_tenpu_base.html

宇多川久美子（うだがわ くみこ）

一般社団法人国際感食協会代表理事
ハッピー☆ウォーク主催・ボディートレーナー
栄養学博士
1959年生まれ。明治薬科大学薬学部卒。薬剤師として医療の現場に身をおく中で薬漬けの医療に疑問を感じ「薬を使わない薬剤師」として活動するように。現在は自らの経験と栄養学・運動生理学などの豊富な知識を活かし、感謝し・感動し・五感で味わって美味しく食べる「感食」、1万歩という「量」ではなく正しい歩き方で「質」を高めて楽しく歩く「ハッピー☆ウォーク」、楽しく体を動かしながら免疫力を高める「ベジタサイズ」など、薬に頼らない健康法を発信。
著書に『薬が病気をつくる』(あさ出版)『薬剤師は薬を飲まない』(廣済堂出版)『薬剤師の私が実践する薬に頼らず健康に暮らす27の習慣』(中経出版)などがある。

薬を使わない薬剤師の
断薬セラピー

2015年5月9日　第1版第1刷発行

著　者　宇多川久美子
発行者　玉越直人
発行所　WAVE出版
〒102-0074 東京都千代田区九段南 4-7-15
TEL 03-3261-3713
FAX 03-3261-3823
振替 00100-7-366376
E-mail: info@wave-publishers.co.jp
http://www.wave-publishers.co.jp

印刷・製本　萩原印刷

NDC498 207p 19cm
ISBN978-4-87290-743-8